Vanessa Lembeck

Tiergestützte Intervention bei Kindern und Jugendlichen mit Bindungsstörungen

Der Einfluss von Hunden in der stationären Kinder- und Jugendhilfe

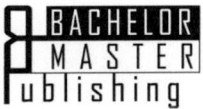

Lembeck, Vanessa: Tiergestützte Intervention bei Kindern und Jugendlichen mit Bindungsstörungen. Der Einfluss von Hunden in der stationären Kinder- und Jugendhilfe, Hamburg, Bachelor + Master Publishing 2021
Originaltitel der Abschlussarbeit: Wie wirkt sich die tiergestützte Intervention mit Hund auf Kinder und Jugendliche mit Bindungsstörungen in Bezug auf das Bindungsverhalten in der stationären Kinder- und Jugendhilfe aus?

Buch-ISBN: 978-3-95993-102-1
PDF-eBook-ISBN: 978-3-95993-602-6
Druck/Herstellung: Bachelor + Master Publishing, Hamburg, 2021
Zugl. Institut für systemische und tiergestützte Therapie, IstT, Marl, Deutschland, Studienarbeit, April 2021

Bibliografische Information der Deutschen Nationalbibliothek:
Die Deutsche Nationalbibliothek verzeichnet diese Publikation in der Deutschen Nationalbibliografie; detaillierte bibliografische Daten sind im Internet über http://dnb.d-nb.de abrufbar.

© Bachelor + Master Publishing, Imprint der Bedey & Thoms Media GmbH
Hermannstal 119k, 22119 Hamburg
http://www.bachelor-master-publishing.de, Hamburg 2021
Printed in Germany

Inhaltsverzeichnis

1. Einleitung

Dieses Buch beschäftigt sich mit dem Thema der tiergestützten Intervention mit Hund bei Kinder und Jugendlichen mit Bindungsstörungen in der stationären Kinder- und Jugendhilfe. Da sich vor allem in der stationären Kinder- und Jugendhilfe häufig Kinder und Jugendliche wiederfinden, die unter negativen Bindungserfahrungen und unsicheren Bindungsmustern leiden oder aber auch unter Bindungsstörungen. Sie richtet sich an Interessierte, die näheres über die tiergestützte Arbeit, vor allem in Bezug auf die Jugendhilfe und dem Thema Bindung/ Bindungsstörungen erfahren wollen.

Die Autorin dieses Buches vermutet, dass sich die tiergestützte Intervention positiv auf Bindungsstörungen und das Bindungsverhalten auswirken und dessen Therapie unterstützen und ergänzen kann. Folgend eine kurze Geschichte, die den Einfluss von dem Hund auf die Bindung verdeutlicht. Die Autorin dieses Buches ist überzeugt, dass sie einen guten Einstieg und Einblick in das Thema bietet.

„Martha, ein neunjähriges Mädchen, konnte aufgrund massiver Verhaltensprobleme nicht mehr in der Regelschule unterrichtet werden und wurde deshalb an einer sonderpädagogischen Einrichtung beschult. Da ihre Eltern sie körperlich vernachlässigt und misshandelt hatten, lebte Martha schon seit ihrem fünften Lebensjahr in einer Heimeinrichtung. Sie verhielt sich Gleichaltrigen gegenüber meist aggressiv und lehnte alle erwachsenen Fürsorgepersonen ab. Von ihrer Lehrerin in der Sonderschule zog Martha sich mehr und mehr zurück. Eines Tages brachte Marthas Lehrerin ihren Hund Willy mit in die Schule. […] Als Martha Willy das erste Mal sah, bückte sie sich und rief den Hund. Willy rannte zu Martha und leckte ihr zur Begrüßung das Gesicht. Während des gesamten Vormittags blieb Martha in der Nähe des Hundes. Martha, die sich niemals zuvor an die Lehrerin gewandt hatte, bat darum Willy füttern zu dürfen. Am Ende des Schultages traute sich Martha sogar zu fragen, ob die Lehrerin Willy am nächsten Tag wieder mit in die Schule bringen könnte. Glücklicherweise bemerkte die Sonderschullehrerin, dass es für sie womöglich einfacher wäre, sich Martha zu nähern, wenn der Hund anwesend war. Im Lauf der nächsten Wochen wurde Martha gegenüber dem Hund immer fürsorglicher. Sie fütterte Willy, bürstete ihn regelmäßig, und ging mit dem Hund während der Pausen spazieren. Wenn Martha mit Willy zusammen war, konnte die Lehrerin Kontakt zu Martha aufnehmen, ohne dass sie zurückgewiesen wurde. Wie die Lehrerin später berichtete, war dies der Beginn einer vertrauensvollen Beziehung zwischen Martha und ihr."
(Julius; Beetz; Kotrschal; Turner; Uvnäs-Moberg, 2014, S. 15 - 16)
Diese Geschichte soll zeigen, dass Tiere eine Möglichkeit bieten können, um eine Beziehung aufzubauen, sowohl zum Tier selbst als auch zu der dazugehörigen Person. Dies soll in diesem Buch weiter untersucht werden.

Zu Beginn befasst sich das Buch mit dem großen Thema der tiergestützten Intervention, erklärt die verschiedenen Begrifflichkeiten und Definitionen, beschreibt Methoden und wie Qualität in der tiergestützten Arbeit gewährleistet werden kann. Auch welche rechtlichen Bedingungen es dabei zu beachten gibt, wird beschrieben. Zudem wird auf den Hund in der tiergestützten Intervention eingegangen in Bezug darauf, was dieser mitbringen muss und von ihm erwartet wird.

Weiterhin geht dieses Buch auf das Thema der stationären Kinder- und Jugendhilfe ein. Es wird geschaut, welche Formen und rechtlichen Grundlagen es in dieser gibt. Es wird erläutert, welche Indikationen es gibt, die zu einer Aufnahme von Kindern und Jugendlichen in der stationären Hilfe führen und welche Ziele sich daraus ergeben. In dem Buch wird auf die Kinder- und Jugendlichen, vor allem mit Blick auf die Bindungsrepräsentationen geschaut und wie die Bindungs- und Beziehungsarbeit in der stationären Kinder- und Jugendhilfe aussieht. Es wird zudem geschaut, welche Wirkung diese haben kann. Abschließend zu dem Thema der Kinder- und Jugendhilfe wird auf den Hund in dieser geschaut, welche Wirkungen er dort haben kann und welche Voraussetzungen gegeben sein sollten, damit der Einsatz des Hundes gut gelingen kann.

Dann befasst sich das Buch mit dem großen Thema „Bindung". Die Anfänge und Grundlagen der Bindungstheorie werden erläutert. Die Bindungsentwicklung und das Arbeitsmodell von Bindung werden erläutert. Die verschiedenen Bindungsmuster werden benannt und erklärt, die mit Hilfe der fremden Situation klassifiziert werden. Dieses Buch bezieht auch Aspekte mit ein, die Einflüsse auf die Bindungsentwicklung haben können. Es wird zudem die Möglichkeit der Klassifizierung der Bindungsmuster bei Kindern und Jugendlichen erläutert.

Ein weiteres Kapitel beinhaltet die Beschreibung der verschiedenen Bindungsstörungen, einmal nach der internationalen Klassifikation psychischer Störungen der Weltgesundheitsorganisation, sowie der Bindungsstörungen, die Karl- Heinz Brisch aufführt. Es wird auf die Ursachen und die Diagnose der Bindungsstörungen eingegangen.

Im letzten Kapitel wird geschaut, welchen Einfluss Tiere bei der bindungsorientierten tiergestützten Intervention haben können, wie sich Kinder in Bezug auf die klassifizierten Bindungsmuster gegenüber Tieren verhalten und was sie dort bewirken können.

Die Vermutung der Autorin dieses Buches ist es, dass Tiere einen Einfluss auf das Bindungsverhalten haben können und diesem vielleicht auch mit korrigierenden Bindungserfahrungen begegnen können, was sich dann wiederum positiv auf Kinder und Jugendliche mit Bindungsstörungen und dessen Therapie auswirken könnte.

2. Tiergestützte Intervention

„Eine tiergestützte Intervention ist der Oberbegriff für alle zielgerichteten und strukturierten Interventionen, die bewusst Tiere in Gesundheitsfürsorge, Pädagogik und soziale Arbeit einbeziehen und integrieren, um psychische, kognitive oder soziale Verbesserungen bei Menschen zu erreichen." (Beetz; Riedel; Wohlfarth, 2018, S. 19)

Die positive Wirkung von Tieren wird zunehmend wissenschaftlich belegt. Diese positiven Wirkungen werden gezielt zur Förderung physischer, sozialer, emotionaler und kognitiver Fähigkeiten genutzt, aber auch um die Lebensqualität zu verbessern und das Wohlbefinden zu steigern. Die Tiere in den Einsätzen können dann als Motivator, Bindeglied oder auch Türöffner dienen. (vgl. Bundesverband Tiergestützte Intervention, 2020) Im folgenden Punkt geht es um die begriffliche Erklärung im deutschsprachigen Raum.

2.1 Begrifflichkeiten und Definition

Die Begrifflichkeiten für den deutschsprachigen Raum sind nicht offiziell festgelegt und nicht einheitlich in der Literatur vorzufinden, daher werden viele verschiedene Begrifflichkeiten verwendet. Somit befasst dich dieses Buch mit den meistverwendeten Begriffen, die wie folgt lauten: die tiergestützte Aktivität (TGA), die tiergestützte Förderung (TGF), die tiergestützte Pädagogik (TGP) und die tiergestützte Therapie (TGT). Das Wort „tiergestützt" soll hier verdeutlichen, dass es sich weder bei Therapie, Förderung sowie der Pädagogik nicht um eigenständige und unabhängige Arbeitsmethoden handelt. (vgl. Vernooij; Schneider, 2018, S. 34)

Folgend werden die vier Begrifflichkeiten genauer beschrieben. Beginnend mit der tiergestützten Aktivität.

Die tiergestützte Aktivität wird verstanden als eine Intervention mit Tieren, die die Möglichkeit bietet, erzieherische, rehabilitative und soziale Prozesse zu unterstützen und das Wohlbefinden von Menschen zu verbessern. (vgl. Vernooij; Schneider, 2018, S. 34) Durchgeführt werden kann die tiergestützte Aktivität unabhängig von einem pädagogischen oder therapeutischen Beruf. (vgl. Otterstedt, 2019, S. 12)

Ziel der tiergestützten Aktivität ist vor allem die Verbesserung des Wohlbefindens. (vgl. Vernooij; Schneider, 2018, S. 34) Die Einsatzmöglichkeiten für die tiergestützte Aktivität sind sehr umfangreich und daher schwer im Einzelnen zu benennen. Einen großen Teil macht dabei aber der Tierbesuchsdienst aus, hierbei handelt es sich um Personen, die ehrenamtlich mit ihrem Tier Alten- und Pflegeheime, Kinderheime und Krankenhäuser aufsuchen. Dabei gibt es keinen genauen Plan oder Vorgaben des Ablaufes. Es soll vor allem der Steigerung der Lebensqualität dienen. Zu den tiergestützten Aktivitäten zählen auch das Spazierengehen mit Tieren, der Besuch eines Streichelzoos oder das Beobachten von Tieren. (vgl. Vernooij; Schneider, 2018, S. 35)

Voraussetzung für die Anbieter von tiergestützten Aktivitäten sind vor allem die Erfahrung und der richtige Umgang mit den Tieren. Sie sollten in der Lage sein die Stresssignale ihrer Tiere zu kennen und angemessen darauf eingehen können. Freude an der Zusammenarbeit mit Menschen, Geduld und Einfühlungsvermögen, sowie das Erkennen von Bedürfnissen derer Personen, die sie aufsuchen sind ebenfalls wichtig. Daher wird den Anbietern zumindest zu einer Einführungsveranstaltung zur tiergestützten Arbeit angeraten, bzw. für wichtig empfunden. (vgl. Vernooij; Schneider, 2018, S. 36)

Die nächste beschriebene Begrifflichkeit ist die tiergestützte Förderung.

Bei der tiergestützten Förderung handelt es sich um Interventionen, die auf Basis eines Förderplans im Zusammenhang mit Tieren stattfinden. (vgl. Vernooij; Schneider, 2018, S. 35) Hier stehen definierte Förderziele, wie z.B. die physische, soziale Aktivierung, der Motivierung und Förderung der Kommunikation im Vordergrund. (vgl. Otterstedt, 2019, S. 11) Durchgeführt wird die tiergestützte Förderung von qualifizierten Fachkräften im pädagogischen und sonderpädagogischen Bereich, aber laut Vernooij & Schneider (2018, S. 37 - 38) auch von interessierten und engagierten Personen ohne entsprechende Ausbildung. Das eingebundene Tier wurde für den Einsatz trainiert. Bei der tiergestützten Förderung geht es also um ein klientenorientiertes Konzept, bei dem die individuelle Förderung im Vordergrund steht und basierend auf den Ressourcen des Klienten unter Einbeziehung eines Tieres stattfindet. (vgl. Vernooij; Schneider, 2018, S. 37)

Vorrausetzungen für die tiergestützte Förderung sind auch hier die Erfahrungen mit den Tieren, Geduld und Einfühlungsvermögen und Spaß an der Zusammenarbeit mit Menschen. (vgl. Vernooij; Schneider, 2018, S. 38)

Die dritte beschriebene Begrifflichkeit ist die tiergestützte Pädagogik.

„Die Tiergestützte Pädagogik (TGP) wird ausschließlich von ausgebildeten Pädagogen ausgeführt: z.B. Erziehern (u.a. in Kindergärten, KITAs), Pädagogen für Regel- und Förderschulen, Sozialpädagogen, Behindertenpädagogen, Erlebnispädagogen, Heilpädagogen, die sich in der Tiergestützten Intervention weitergebildet haben." (Otterstedt, 2019, S. 9 - 11)

Es handelt sich dabei um eine zielgerichtete, geplante und strukturierte Intervention, die überprüft und dokumentiert wird. (vgl. Beetz; Riedel; Wohlfarth, 2018, S. 20) Die definierten Ziele und/oder Lernfortschritte bei der tiergestützten Pädagogik liegen im sozialen und emotionalen Bereich. Wichtig ist es auch, auf die individuellen Wünsche und Bedürfnisse der Klienten einzugehen und diese möglichst in der individuellen Planung mit einzubeziehen. Selbstverständlich sollte die anbietende Person über die notwendigen Kenntnisse beim eingesetzten Tier verfügen und die einzelnen Sitzungen in Bezug auf die Zielplanung protokollieren. (vgl. Vernooij; Schneider, 2018, S. 41)

Bei der letzten folgend beschriebenen Begrifflichkeit geht es um die tiergestützte Therapie.

Die tiergestützte Therapie ist eine therapeutische Intervention, die zielgerichtet, geplant und strukturiert von professionell ausgebildeten Personen im Gesundheitswesen, Pädagogik oder der sozialen Arbeit durchgeführt wird. (vgl. Beetz; Riedel; Wohlfarth, 2018, S.19)

Die Intervention mit dem Tier erfolgt nach einer gründlichen Situations- und Problemanalyse, welche dann den Therapieplan und den Einsatz des Tieres bestimmt. Das eingebundene Tier ist hierfür spezifisch trainiert. (vgl. Vernooij; Schneider, 2018, S. 44) „TGT strebt die Verbesserung physischer, kognitiver, verhaltensbezogener und/oder sozio-emotionaler Funktionen bei individuellen Klienten an." (Beetz; Riedel; Wohlfarth, 2018, S. 19)

Zusammenfassend bei der Vorstellung der verschiedenen Interventionen lässt die Autorin anmerken, dass es eine Grundvoraussetzung sein sollte, dass die durchführende Person der Intervention bestens über die Haltung und Bedürfnisse ihres Tieres Bescheid wissen sollte. Ebenso wie über das Erkennen und Deuten von verschiedenen Signalen des Tieres, beispielsweise bei Stress oder Übererregung. Auch wichtig sind die sozialen Kompetenzen der durchführenden Person, wie beispielsweise Einfühlungsvermögen, das Erkennen von Bedürfnissen und generell Spaß an der Arbeit mit Menschen und Tieren.

2.2 Methoden der tiergestützten Intervention

Laut Otterstedt (2007) gibt es fünf Grundmethoden der tiergestützten Arbeit. Die Methode der freien Begegnung, die Hort-Methode, die Brücken-Methode, die Präsenz-Methode und die Methode der Integration. Diese fünf Methoden werden folgend kurz beschrieben.

Bei der Methode der freien Begegnung handelt es sich um eine Methode, die bevorzugt in der Natur stattfinden sollte, dort wo eine gegenseitige Annäherung von Mensch und Tier aus gegenseitigem Interesse geschieht und es auch Platz gibt für einen Rückzugsort. (vgl. Otterstedt, 2007, S. 345) „Nicht das Tier an sich, vielmehr die freie Begegnung mit dem Tier und der Dialog mit ihm ist hilfreich, spricht u.a. Emotionen, Hormone an und setzt so Impulse für einen möglichen heilenden Prozess." (Otterstedt, 2003, S. 61)

Die Hort Methode findet im Gegensatz zur freien Begegnung in einem begrenzten Raum statt und bietet somit Möglichkeiten zur Kontaktaufnahme in einem beschützenden Rahmen. Wichtig dabei ist es aber, auf einen aufmerksamen Umgang mit Nähe und Distanz zu achten. Die Nähe zwischen Mensch und Tier wird von der gegenseitigen Kontaktbereitschaft bestimmt. (vgl. Otterstedt, 2007, S. 347) „Die Hort-Methode stellt eine Alternative zur Methode der freien Begegnung dar und kommt dem authentischen Dialog zwischen Wesen unterschiedlicher Art (Mensch/Tier) besonders nah und profitiert von dessen Nachhaltigkeit." (Otterstedt, 2007, S. 347)

Die Brückenmethode bietet eine überbrückende Kontaktaufnahme für den Klienten, vor allem bei Klienten, die aufgrund von emotionalen oder körperlichen Einschränkungen nicht auf selbstständiger Basis Kontakt zu dem Tier aufnehmen können. Überbrückende Gegenstände können hierbei beispielsweise eine Bürste, ein Zweig oder eine Leine sein. Bei einem Rollstuhlfahrer kann man auch über verlängerte Gegenstände arbeiten. Der überbrückende Gegenstand dient vor allem zur Überwindung der Distanz zwischen Mensch und Tier. (vgl. Otterstedt, 2007, S. 351) „Die Berührungsqualität durch den Gegenstand (Vibrationen, Drucksensibilität, Bewegungen) kann aber eine alternative Wahrnehmung erzeugen und zu emotionalen Assoziationen führen, die einen direkten taktilen Kontakt entsprechen." (Otterstedt, 2007, S. 351)

Bei der Präsenz-Methode wird die Phase des Kontaktaufbaus verkürzt und die Nähe zwischen Klient und Tier wird künstlich verringert, da dem Klienten das Tier direkt präsentiert wird. So ist es mit vielen Sinnen wahrzunehmen, es kann beobachtet werden und bleibt erreichbar. Es fordert eine große Verantwortung dem Klienten und dem Tier gegenüber, da das Auslassen einer vorherigen Kontaktaufnahme zu einer Überforderung auf beiden Seiten führen kann. Es wird ein naher Kontakt zum Tier ermöglicht und wirkt sich auch förderlich auf Kommunikation zwischen Klient und Begleiter aus. (vgl. Otterstedt, 2007, S. 354)

Wenn ein Tier in einem pädagogischen oder therapeutischen Setting integriert wird, handelt es sich um die Methode der Integration. Das Tier ist dann ein Teil der Interaktion und der Kommunikation zwischen Klient, Tier und Begleiter. Bei der Methode der Integration ist es wichtig auf einen vorherigen und guten Kontaktaufbau zwischen Klient und Tier zu achten, denn eine gute Beziehung zwischen Klient und Tier ist Voraussetzung, damit die Integration erfolgreich gelingen kann. (vgl. Otterstedt, 2007, S. 356)

Wichtig ist es der Autorin zu erwähnen, dass nicht immer nur eine Methode Anwendung findet und auch mehrere Methoden aufeinander aufbauen oder ineinander übergehen können. So kann bei der Brückenmethode z.B. die Angst überwunden sein und der Klient kann dann bei anderen Methoden direkten Kontakt zum Tier aufnehmen.

2.3 Qualitätsstandards der tiergestützten Intervention

„Wenn wir die Tiergestützte Arbeit zunehmend professionalisieren möchten, benötigen wir sinnvolle Standards der Qualitätssicherung. Diese ermöglichen dann den professionellen Begleitern eine Richtlinie für ihre Arbeit, schützen die Tiere vor nicht artgerechtem Einsatz und geben Klienten Hinweise, wie seriöse und professionell gestaltete Tiergestützte Arbeit aussehen kann." (Otterstedt, 2007, S. 459)

2014 erschien von Wohlfarth, R. und Olbrich, E. eine Broschüre/Leitfaden zum Thema der Qualitätssicherung und Qualitätsentwicklung für die tiergestützte Intervention, an dessen Diskussion auch Dr. Carola Otterstedt als Stiftungsvorstand der „Stiftung Bündnis Mensch & Tier" beteiligt war. (vgl. Vernooij; Schneider, 2018, S. 57)

Bei dem Begriff Qualität wird im Gesundheits- und Bildungswesen üblicherweise in vier Bereiche unterschieden: Struktur-, Prozess-, Ergebnis- und Planungsqualität. In Anlehnung daran haben auch Wohlfarth & Olbrich differenziert. (vgl. Wohlfarth; Olbrich, 2014)

Diese vier Bereiche werden folgend beschrieben.

Planungsqualität, auch Konzeptqualität meint, dass im Vorfeld einige Überlegungen durchzuführen sind, wie z.b. was durch die Intervention erreicht werden soll und wie der Weg dorthin führt. Das Ziel sollte dabei klar formuliert sein, die zeitliche Struktur, die Wahl, Eignung und die Ausbildung des Tieres, sowie auch personelle und finanzielle Aspekte sind zu überlegen. Auch die Häufigkeit und Dauer der Einsätze der Tiere sind genau und zum Wohle des Tieres zu planen. Die Dokumentation spielt ebenfalls eine wichtige Rolle und ist nicht zu vernachlässigen. Die inhaltlichen Schwerpunkte der Intervention, sowie der zeitliche Ablauf, der Aufbau und welche Ziele im Mittelpunkt stehen, sollten dokumentiert und festgehalten werden. Zudem sollte die Intervention aufgrund einer Ausgangslage zielorientiert gestaltet werden. (vgl. Wohlfarth; Olbrich, 2014)

Bei der Strukturqualität geht es um die Berücksichtigung der personellen Voraussetzungen und um alles rund um die Tiere. Die Personen, die tiergestützt arbeiten, sollten eine anerkannte Berufsausbildung im pädagogischen oder therapeutischen Bereich als Grundlage für die Arbeit abgeschlossen haben und in diesem Beruf arbeiten. Personen, die dem nicht entsprechen sollten mit einer entsprechenden Person, die die Kriterien erfüllt zusammenarbeiten. Zudem sollte die anbietende Person eine nach der International Society for Animal Assisted Therapy (ISAAT) oder der European Society for Animal Assisted Therapy (ESAAT) anerkannte Ausbildung tiergestützter Interventionen absolviert haben, um somit in der Lage zu sein fachlich und kompetent arbeiten zu können. Auch sollte sich die anbietende Person regelmäßig, in einem Umfang von mindestens 16 Stunden in zwei Jahren, fortbilden. Natürlich muss auch berücksichtig werden, wenn es um tiergestützte Arbeit in Einrichtungen geht, dass Mitarbeiter keine Ängste und Allergien vorweisen.

Die Tiere in den Einsätzen sollten mit Menschen vertraut sein und artgerecht gehalten werden. Es ist wichtig, dass auf das Potenzial und die Signale in Bezug auf Stress und Überforderung der Tiere geachtet wird. Bei den Tieren sollte auf alle Bedürfnisse geachtet werden, wie z.B. das Ruheverhalten, Ernährung, Kontakt mit Artgenossen etc. Beim Einsatz des Tieres ist auf einen geeigneten Transport zu achten, auf das Vorhandensein von Wasser und Futter, dass Ruheplätze/ Rückzugsmöglichkeiten vorhanden sind, auf Stresssignale vom Tier und den entsprechenden Maßnahmen, die getroffen werden müssen, falls das Tier solche Signale zeigt.

Die Gesundheit des Tieres bzw. alle Maßnahmen, die dazu gehören (Behandlungen, Impfungen etc.) sollten dokumentiert werden. Auch entsprechende Versicherungen sollten gegeben sein. (vgl. Wohlfarth; Olbrich, 2014)

Wenn es um die Prozessqualität geht, sollten tiergestützt arbeitende Personen benennen können, aufgrund welcher Indikation sie mit welchen Methoden und Konzepten arbeiten. Es sollte begründet werden können, warum die tiergestützte Intervention einen Nutzen bei dem Klienten hervorbringen kann, damit der Einsatz des Tieres gerechtfertigt werden kann. Bei den Klienten ist es wichtig, dass dieser auch mit Tieren arbeiten möchte, also seine Einwilligung gibt oder ggf. die Einwilligung von den Angehörigen oder dem gesetzlichen Betreuer sind einzuholen. Die konkrete Zielplanung sollte unter Berücksichtigung des Entwicklungsstandes und der Ressourcen des Klienten erstellt werden. Die vermuteten und zu erwartenden Wirkungen sollten benannt werden können. Zu Beginn sollte es eine kurze Erörterung geben, um die Vorlieben oder auch Ablehnungen von dem Klienten in Bezug auf die Tiere zu erfahren. Es sollte eine Basisdokumentation erfolgen, auf die jederzeit zurückgegriffen werden kann, damit eine spätere Reflektion einfacher erfolgen kann. Auch die Verlaufsdokumentation sollte gründlich geführt werden, sie dient der kontinuierlichen Reflektion der Intervention. Es muss auch eine Einschätzung des Tieres enthalten sein. Die Qualität der Intervention ist stark von der Mensch-Tier Beziehung, die im späteren Verlauf noch genauer beschrieben wird, abhängig. Eine einfache Anwesenheit des Tieres ist nicht ausreichend. Zur Prozessqualität gehört auch das Wissen um Hygiene und Gefährdungen. Es sollte ein Hygieneplan vorliegen, der unter anderem Schutzmaßnahmen enthält und schriftliche Hinweise zu Gefährdungen im Sinne von Krankheitserregern etc. Einige weitere Kriterien der Prozessqualität sind andere Dinge, die noch beachtet werden sollten, wie zum Beispiel Wartezeiten, das Bearbeiten von Anfragen und Vorbereitungen. (vgl. Wohlfarth; Olbrich, 2014)

Die Ergebnisqualität oder auch Ergebnisevaluation zielt vor allem darauf ab, erreichte Wirkungen zu dokumentieren im Hinblick auf das Ziel oder die Ziele. Dabei sind einige wichtige Kriterien zu beachten, wie Fragen nach der Erreichung des Ziels, der Zufriedenheit aller Beteiligten, was im Bereich der Emotionen, Flexibilisierung, Handlungskompetenz, Bewusstsein/Verantwortung und der Einstellung des Klienten erreicht wurde. Diese Wirkungen können durch verschiedene Wege dokumentiert werden. Aussagen von den Klienten selbst, den Angehörigen, den Therapeuten oder den Pädagogen können hierfür verwendet werden, sowie verschiedene Beobachtungen und Fragebögen. Bespiele für die Dokumentation finden sich in dem Anhang des Leitfadens von Wohlfarth und Olbrich. (vgl. Wohlfarth; Olbrich, 2014)

2.4 Rechtliche Grundlagen

Bei der tiergestützten Arbeit gibt es einige Gesetze und Verordnungen, die beachtet werden müssen, diese werden folgend erwähnt und kurz erklärt, worum es dabei hauptsächlich geht.

Vor allem wichtig für die tiergestützte Arbeit ist das Tierschutzgesetz (TierSchG) mit den § 1, 2 und 11, aber auch die Straßenverkehrsordnung, das Heilpraktiker Gesetz, das Arbeitsschutzgesetz, das Infektionsschutzgesetz, die Biostoffverordnung, die Gefahrenstoffverordnung; Regeln und Vorschriften der Deutschen Gesetzlichen Unfallversicherung, die Technischen Regeln für Biologische Arbeitsstoffe, die Technischen Regeln für Gefahrstoffe, das Bürgerliche Gesetzbuch und die Landeshundegesetze der jeweiligen Bundesländer. (vgl. Beetz; Riedel; Wohlfarth, 2018, S. 67)

Im § 1 nach TierSchG ist der Grundsatz geregelt, dass keinem Tier ohne vernünftigen Grund Schmerzen, Leiden oder Schäden zuzufügen sind. (vgl. Bundesministerium der Justiz und für Verbraucherschutz, Tierschutzgesetz)

Im § 2 nach TierSchG ist geregelt, dass das Tier entsprechend seiner Art gehalten und versorgt wird. Die Bewegungsmöglichkeiten des Tieres dürfen nicht so eingeschränkt werden, dass dadurch Leid des Tieres entsteht. Der Halter des Tieres oder die Person, die das Tier betreut muss über Kenntnisse und Fähigkeiten verfügen, wie die Ernährung, die Pflege und die Unterbringung des Tieres. (vgl. Bundesministerium der Justiz und für Verbraucherschutz, Tierschutzgesetz)

Im § 11 nach TierSchG geht es um die Zucht, das Halten und den Handel mit Tieren. (vgl. Bundesministerium der Justiz und für Verbraucherschutz, Tierschutzgesetz)

Da es für den Deutschen Tierschutzbund Voraussetzung ist, dass das Wohlergehen des Tieres stets berücksichtigt wird, können noch fünf Punkte genannt werden, die den Tierschutz messbar machen können:

1. Das Tier ist frei von Hunger und Durst.

2. Das Tier ist frei von haltungsbedingten Beschwerden.

3. Das Tier ist frei von Schmerz, Verletzung oder Krankheit.

4. Das Tier ist frei von Angst und Stress.

5. Das Tier besitzt die Freiheit zum Ausleben normaler Verhaltensweisen.

Diese fünf Freiheiten sorgen für das Wohlergehen von Tieren und ist von den Menschen sicherzustellen. (vgl. Beetz; Riedel; Wohlfarth, 2018, S. 93)

Der Nachweis der Sachkunde wird von den Veterinärämtern unterschiedlich gehandhabt. Einige fordern Bescheinigungen über Weiterbildungen oder gar genaue Einsatzpläne, die eventuell sogar durch das Veterinäramt beobachtet werden. (vgl. Beetz; Riedel; Wohlfarth, 2018, S. 69)

Die Straßenverkehrsordnung (StVO) regelt im § 28 das Befördern von Tieren im Straßenverkehr. (vgl. Bundesministerium der Justiz und für Verbraucherschutz, Straßenverkehrs-Zulassungs-Ordnung) Dies ist für den tiergestützten Bereich insofern interessant, da die Tiere unter anderem auch zu den jeweiligen Einsätzen befördert werden müssen.

Das Arbeitsschutzgesetz (ArbSchG) regelt vor allem die Sicherheit und den Gesundheitsschutz von Beschäftigten. (vgl. Bundesministerium der Justiz und für Verbraucherschutz, Gesetz über die Durchführung von Maßnahmen des Arbeitsschutzes zur Verbesserung der Sicherheit und des Gesundheitsschutzes der Beschäftigten bei der Arbeit, Arbeitsschutzgesetz) Für die tiergestützte Intervention ist dies vor allem wichtig in Bezug auf die Gesundheit, wenn es zum Beispiel zu Unfällen, Bissen oder Allergien beim Einsatz kommt. (vgl. Wohlfarth; Mutschler, 2020, S. 212 - 217)

Das Infektionsschutzgesetz (IfSG) dient dazu, übertragbare Krankheiten vorzubeugen, früh zu erkennen und dessen Verbreitung zu verhindern. (vgl. Wohlfarth; Mutschler, 2020, S. 207)

In der Biostoffverordnung (BioStoffV) geht es um die Tätigkeit mit biologischen Stoffen. Hier werden Maßnahmen geregelt, die dem Schutz der Beschäftigten dienen. (vgl. Bundesministerium der Justiz und für Verbraucherschutz, Verordnung über Sicherheit und Gesundheitsschutz bei Tätigkeiten mit Biologischen Arbeitsstoffen, Biostoffverordnung) Zu den biologischen Stoffen zählen auch Endo- und Ektoparasiten, daher ist diese Verordnung für den tiergestützten Einsatz interessant, da es bei einem Einsatz zu einer Übertragung von beispielsweise Zecken oder Würmern kommen kann. (vgl. Beetz; Riedel; Wohlfarth, 2018, S. 70)

Die Gefahrenstoffverordnung (GefStoffV) hat das Ziel den Menschen und die Umwelt vorstoffbedingten Schädigungen zu schützen. (vgl. Bundesministerium der Justiz und für Verbraucherschutz, Verordnung zum Schutz vor Gefahrstoffen, Gefahrstoffverordnung) Die Gefahrstoffe, die bei der tiergestützten Intervention vorkommen könnten, sind z. B. Reinigungs- und Desinfektionsmittel. (vgl. Wohlfarth; Mutschler, 2020, S. 208)

Des Weiteren gilt es die Regeln und Vorschriften der Deutschen Gesetzlichen Unfallversicherung (DGUV) zu beachten, sowie den anderen oben genannten Punkten. Wichtig ist noch zu erwähnen, dass laut Bürgerlichem Gesetzbuch (BGB) jeder Tierhalter für Schäden verantwortlich ist, die das Tier verursacht. Die Tierhalterhaftung ist dort im § 833 beschrieben. (vgl. Bundesministerium der Justiz und für Verbraucherschutz, Bürgerliches Gesetzbuch)

2.5 Hunde in der tiergestützten Intervention

Bevor man einen Hund für die tiergestützte Intervention einsetzt, gibt es viele Fragen, die man sich vorher stellen sollte, z.B. in was für einem Setting der Hund eingesetzt werden soll und mit welchem Klientel gearbeitet wird, denn davon sind die Voraussetzungen beim Hund abhängig. (vgl. Wohlfarth; Mutschler, 2020, S. 112 - 113)

„Kein Hund wird als Therapiebegleithund geboren und nicht in jedem Hund steckt ein kleiner „Therapeut", der schnell lernt, wie er „seinem" Menschen in dieser oder jener Situation die „Therapie" etwas schöner machen kann." (Wohlfarth; Mutschler, 2020, S. 113)

Es wird erwartet, dass der Hund sich mit dem Anbieter der tiergestützten Intervention, also seiner Bezugsperson versteht, sie miteinander interagieren und beide mit Krankheit, Behinderung und nicht konformen Verhalten umgehen können. (vgl. Wohlfarth; Mutschler, 2020, S. 113)

Ein sehr wichtiger Aspekt und Grundvoraussetzung für einen gelingenden Einsatz ist die Beziehung zwischen dem Hund und seiner Bezugsperson, diese sollte von Respekt, Vertrauen, Verantwortung und einer sicheren Bindung vom Hund aus an den Menschen getragen werden. (vgl. Wohlfarth; Mutschler, 2020, S. 113 - 114)

Eine Basisvoraussetzung für den Hund ist es, wenn er soziale Kontakte auch mit ihm unbekannten Menschen mag, er sich gerne streicheln lässt und dabei auch wohlfühlt und dies auch zeigen kann, durch z. B. wedeln mit der Rute, sich anlehnen oder durch Kopf auflegen. Dies ist schon als erste Kommunikation anzuerkennen. Der Hund teilt seinem Gegenüber so mit, dass er sich bei ihm wohlfühlt. (vgl. Wohlfarth; Mutschler, 2020, S. 114)

Für den Hund kann es in Einsätzen zu Belastungen kommen, durch für den Hund unbekannte Bewegungsmuster oder akustische Reize, daher sollte er eine gewisse „Nervenstärke" mitbringen. Zudem sollte der Hund flexibel reagieren können in verschiedenen Situationen, eine hohe Kooperationsbereitschaft zeigen und zügig zwischen Aktivität und Passivität wechseln können. Wünschenswert ist es, wenn der Hund neugierig und lernbereit ist und sich somit schnell an neue Arbeitssituationen gewöhnen kann. Wichtig ist auch ein tadelloser Gesundheitszustand. (vgl. Wohlfarth; Mutschler, 2020, S. 115)

„Betrachten wir das grundlegende Verhaltensmuster eines für die tiergestützte Therapie geeigneten Hundes, unabhängig von anatomischen Gegebenheiten oder gar rassespezifischer Zuordnungen, dann sind folgende Voraussetzungen und Eigenschaften wesentlich: ausgeglichenes Wesen, mittlere bis hohe Reizschwelle, nervenstark gegenüber Umwelteinflüssen, nahezu aggressionsfrei, kein ausgeprägtes Abwehrverhalten, Rückzug bei zu stressigen Situationen, nicht zu temperamentvoll, offen für Kontakte mit Menschen, kooperativ (sehr gut beeinflussbar), frustrationstolerant, Akzeptanz fremder Hunde, Akzeptanz fremder Tierarten". (Wohlfarth; Mutschler, 2020, S. 116)

2.6 Mensch - Tier Beziehung

Schon von Beginn an der Menschheit ist die Beziehung zwischen Mensch und Tier dokumentiert. Tiere dienten dabei nicht nur als Nahrungsquelle oder Nutztier, es zeigte sich auch immer wieder, dass Menschen eine Bindung zu ihren Tieren aufbauten. (vgl. Vernooij; Schneider,

2018, S. 2) Im Folgenden geht es um Erklärungsansätze und Modelle für die Mensch- Tier Beziehung. Diese bezieht die Biophilie - Hypothese, die Du - Evidenz, die Spiegelneurone, hormonelle Aspekte und die Ableitung aus der Bindungstheorie mit ein. Abschließend werden die Wirkungen der Mensch - Tier Beziehungen genauer beschrieben.

2.6.1 Biophilie

„Biophilie ist ein biologisch begründeter Prozess, der sich in der Stammesgeschichte entwickelt hat. Der Begriff beschreibt die Menschen inhärente Affinität zur Vielfalt von Lebewesen in ihrer Umgebung ebenso wie zu ökologischen Settings, welche die Entwicklung von Leben ermöglichen." (Otterstedt, 2003, S. 69) Somit fühlen sich Menschen von allem Lebendigem angezogen und wenden sich lebensähnlichen Prozessen zu. (vgl. Wesenberg, 2020, S. 21) Diese evolutionäre Verbundenheit zu Tieren kann sich durch verschiedene Aspekte ausdrücken, wie von Gefühlen der Verwandtschaft, Liebe, Empathie, Wertschätzung und Respekt gegenüber allem Lebendigem. (vgl. Frick Tanner; Tanner-Frick, 2016, S. 22)

Kellert (1993) beschreibt neun verschiedene Perspektiven als Grundlagen für die Verbundenheit, die Menschen mit der Natur verknüpfen, diese werden folgend beschrieben.

Zunächst die utilitaristische Perspektive. Diese beinhaltet die Nutzung der Tiere als Nahrungs- oder auch Kleidungslieferanten und die lebenswichtigen Mikroorganismen im Körper selbst. Somit wird das Überleben gesichert, es bietet Schutz vor Gefahren und die Befriedigung verschiedener Bedürfnisse war gegeben.

Die zweite Perspektive ist die naturalistische Perspektive, beinhaltet die natürliche Verbundenheit zwischen Mensch und Natur, dadurch kommt es zu Zufriedenheit und Entspannung, zur Neugierde, Faszination und Bewunderung, zur Förderung der körperlichen und geistigen Entwicklung und zu sportlichen Aktivitäten in der Natur.

Die dritte Perspektive ist die ökologisch- wissenschaftliche Perspektive, dabei geht es um die systematische Analyse der Strukturen, Funktionen und Beziehungen in der belebten, sowie unbelebten Natur. Somit kommt es zum Wissenserwerb, zum Verstehen der Zusammenhänge, der Förderung der Beobachtungsfähigkeiten und das Erkennen von Kontrollmöglichkeiten.

Die vierte Perspektive ist die ästhetische Perspektive, diese beinhaltet die Anziehungskraft und Bewunderung der Natur, so kommt es zu Inspiration, Harmoniegefühl, Zufriedenheit und Sicherheit.

Die fünfte Perspektive ist die symbolische Perspektive, hierbei geht es um Kategorien in der Natur als Orientierung für den menschlichen Ausdruck, des Denkens und der Interaktion und Kommunikation. Wirkung dabei ist die Förderung der Interaktions- und Kommunikationsfähigkeit und für Anreize der Identifikation.

Die sechste Perspektive ist die humanistische Perspektive, dabei geht es um die tiefe, emotionale Verbundenheit mit der Natur und Tieren. So kommt es zu einem Gruppen- und Gemeinschaftsgefühl, zum Aufbau von Beziehungen, Bindung und Fürsorge, Bereitschaft zu kooperieren und teilen und zur Empathie.

Folgend die moralische Perspektive, der spirituellen Ehrfurcht und ethischen Verantwortung für die Natur. Wirkung dabei ist die Ordnung und der Sinn des Lebens, Verwandtschaftsgefühl, und der Zugehörigkeit zu einem großen Ganzen.

Die vorletzte ist die dominierende Perspektive, der Kontrolle und Beherrschung der Natur vom Menschen. So kommt es zum kontrollierten Handeln und zur Basis für die Entwicklung menschlicher Techniken und Fertigkeiten.

Die neunte und letzte Perspektive ist die negativistische Perspektive und beschreibt die Angst, Aversion und Antipathie zu verschiedenen Aspekten der Natur. Die Wirkung ist die Motivation zur Errichtung von Schutz- und Sicherheitsvorrichtungen für das eigene Lebensumfeld. (vgl. Vernooij; Schneider, 2018, S. 6 - 7, Tab. 1)

Abschließend ist es nochmal wichtig zu erwähnen, dass Biophilie nicht bedeutet, dass alle Menschen Tiere gleichermaßen mögen. Es kann auch Abneigungen oder gar Hass gegenüber Tieren geben, daher ist es wichtig in der tiergestützten Intervention die Biophilie der Klienten im Vorfeld zu klären. (vgl. Wohlfarth; Mutschler, 2020, S. 50)

2.6.2 Du - Evidenz

Die Du - Evidenz beschreibt die Fähigkeit der Menschen andere Menschen und auch Tiere als Individuum, sozusagen als "Du" wahrzunehmen. Der Mensch erkennt das Tier als Partner oder Familienmitglied an, was durch die Namensgebung noch einmal erkenntlich wird. Somit ist dieses Tier nicht austauschbar und hebt sich von anderen Tieren hervor. Dem Tier werden individuelle Bedürfnisse, Gefühle und auch Eigenschaften zugestanden. Bei dem Tod des Tieres wird getrauert, da es ein wichtiges Mitglied und nicht nur irgendein Tier war. (vgl. Wohlfarth; Mutschler, 2020, S. 51) „Diese Du - Evidenz zeichnet sich durch gegenseitige Vertrautheit, Nähe und Zuneigung aus." (Frick Tanner; Tanner-Frick, 2026, S. 22)

Für die Entwicklung der Du - Evidenz ist nicht das Kognitive entscheidend, sondern eher die sozio-emotionale Entwicklung, denn es sind vor allem die persönlichen Erlebnisse mit dem Gegenüber, der Einstellung und der Gefühle dem Gegenüber, entscheidend. Dabei könnte das Erleben der Du - Evidenz eventuell bedeutend für das Mitgefühl und der Empathie anderen Menschen und Tieren gegenüber sein.

Die Du- Evidenz könnte dadurch gefördert werden, indem man dem Klienten beispielsweise die Lebensgeschichte des Hundes erzählt, über seine individuelle Art spricht, wie auch Vorlieben und Abneigungen, was er am liebsten macht oder gerne isst. Dies kann man auch mit Hilfe von Fotos gestalten. Somit wird für den Klienten der Hund zum Individuum und kann demnach besser seine Bedürfnisse und Rechte anerkennen, wie z.B. Nähe, Ruhe etc. (vgl. Wohlfarth; Mutschler, 2020, S. 52)

2.6.3 Ableitung der Bindungstheorie

„Die Bindungstheorie beschreibt, wie eine Bindung zwischen einem Kind und der primären Bezugsperson, meist der Mutter, entsteht." (Wohlfarth; Mutschler, 2020, S. 58) Das Kind zeigt Bindungsverhalten und sucht somit Kontakt durch z.B. das Weinen und das Rufen etc. Es entwickeln sich verschiedene Bindungsmuster, die durch die Reaktionen der Bezugspersonen beeinflusst werden, welche unterschiedlich ausfallen können. Unter dem vierten Punkt wird dies genauer betrachtet. Das Bindungsverhalten des Kindes, sollte ein Fürsorgeverhalten der Bezugsperson auslösen, wie z.B. auf den Arm nehmen, trösten und füttern, damit die Bedürfnisse des Kindes befriedigt werden können. (vgl. Wohlfarth; Mutschler, 2020, S. 59)

Die Erkenntnisse der Bindungstheorie lassen sich auch auf Tiere übertragen. Es hat sich gezeigt, dass Menschen bindungsartige Beziehungen zu Haustieren entwickeln können. Der Hund kann als Bindungsfigur dienen und kann beim Menschen Fürsorgeverhalten aus- lösen. „Es wird vermutet, dass Hunde durch ein In-die-Augen-Schauen beim Menschen positive Emotionen und Gefühle sozialer Belohnung erzeugen und so fürsorgliches Ver- halten auslösen." (Wohlfarth; Mutschler, 2020, S.61) Jedoch ist noch nicht klar, wie die Mensch- Tier Beziehung mit einer menschlichen Bindungsbeziehung vergleichbar sein kann. (vgl. Julius; Beetz; Kotrschal; Turner; Uvnäs-Moberg, 2014, S. 165 - 166) „Während die Bindungsmuster zum Partner und zu den eigenen Eltern eng assoziiert waren, waren die Bindungsmuster zum Hund unabhängig von den zwischenmenschlichen Bindungsre- präsentationen." (Julius; Beetz; Kotrschal; Turner; Uvnäs-Moberg, 2014, S. 166) So kann es sein, dass Menschen ihre bisherigen Bindungserfahrungen nicht auf Tiere übertragen. Dies könnte damit begründet sein, dass Tiere sich wertfrei zeigen und somit keine negati- ven Reaktionen zu erwarten sind. Oder aber auch durch die Verschiedenheit von Mensch und Tier, sodass das Bindungsverhalten gegenüber Menschen ein anderes ist bzw. im Kontakt mit dem Tier nicht aktiviert wird. Wenn so eine Übertragung nicht stattfindet, kann dies sehr bedeutsam für den therapeutischen oder pädagogischen Kontext sein. Denn eine sichere Bindung zu einem Tier, welches bei der tiergestützten Intervention anwesend ist, kann unterstützend wirken, um die Entwicklung zwischenmenschlicher Beziehungen zu fördern. (vgl. Julius; Beetz; Kotrschal; Turner; Uvnäs-Moberg, 2014, S. 168 - 169)

2.6.4 Spiegelneurone

Spiegelneurone sind ein Begriff der Neuropsychologie. Wenn wir andere Menschen oder Tiere sehen oder hören, aktiviert dies die Spiegelneurone in unserem Gehirn, die uns eine Idee des inneren Zustands des Gegenübers gibt. So kommt es dazu, dass wir in gewissem Maß das fühlen, was andere fühlen oder auch erahnen, was der andere denkt. Die Spiegelneurone geben uns also eine intuitive Information darüber, wie das Empfinden unseres Gegenübers ist oder was in ihm vorgeht. „Spiegelneurone sind somit die neurobiologische Basis für unser intuitives Wissen und das Verständnis dessen, was andere Menschen oder auch Tiere fühlen." (Wohlfarth; Mutschler, S. 55)

Es ist eine sehr wichtiges Beziehungselement erfassen zu können, was das Gegenüber denken und fühlen könnte und sich in die Person oder das Tier hineinversetzen zu können. So kann es gut gelingen, Beziehungen aufzubauen und aufrechtzuerhalten. Hunde können sehr gut darin sein, was eng mit ihrer Fähigkeit zur emotionalen Resonanz zusammenhängt. Es bietet ein Stück Sicherheit, da man erahnen kann, was im weiteren Verlauf für ein Verhalten zu erwarten ist.

In der tiergestützten Arbeit ist es in Bezug auf Spiegelneurone wichtig gemeinsame Handlungserfahrungen zu machen, denn dies kann zu einem guten Verständnis und zu einer guten Verständigung zwischen Mensch und Tier führen. Es ist also von Vorteil viele gemeinsame Aktivitäten zu unternehmen, die für Klient und Hund Sinn ergeben, umso besser gelingt die emphatische Kommunikation. (vgl. Wohlfarth; Mutschler, 2020, S. 55 - 56)

2.6.5 Hormonelle Aspekte

Die Autorin dieses Buches möchte sich bei den hormonellen Aspekten auf das Hormon Oxytocin fokussieren, da dies eng mit dem Bindungssystem in Verbindung steht.

Oxytocin wird vor allem bei sensorischen Stimulationen freigesetzt. Wie z.B. beim Streicheln oder generell bei Hautkontakt, aber auch bei Blickkontakt kann es zu einer Freisetzung von Oxytocin kommen. Es führt dabei zu einer stressreduzierenden Reaktion, zur Förderung der Neugier und der Reduktion von Angst. Es macht also insgesamt ruhiger und offener für die Umwelt, zudem wächst das Interesse am Gegenüber. (vgl. Wohlfarth; Mutschler, 2020, S. 57, sowie Julius; Beetz; Kotrschal; Turner; Uvnäs-Moberg, 2014, S. 83 ff.)

Untersuchungen können belegen, dass Oxytocin beim Streicheln eines Hundes oder beim Spielen mit einem Hund freigesetzt wird und somit Gefühle von Ruhe und Entspannung bewirken. (vgl. Wohlfarth; Mutschler, 2020, S. 67)

„Oxytocin wiederum ist eng mit dem Bindungssystem assoziiert, das uns nach Nähe, nach dem Erleben von Sicherheit und Behaglichkeit sowie nach dem Gefühl von emotionaler Abhängigkeit streben lässt." (Wohlfarth; Mutschler, 2020, S. 57) Es fällt einem dadurch leichter, sich zu öffnen und über Gefühle zu sprechen. Der Körperkontakt zum Tier und die daraus resultierende Stressreduzierung ist eine wichtige Bedingung, die einen Aufbau einer sicheren Bindung zwischen Mensch und Tier fördern kann. (vgl. Julius; Beetz; Kotrschal; Turner; Uvnäs-Moberg, 2014, S. 169)

In der tiergestützten Arbeit kann es hilfreich sein, wenn z.b. eine Aufgabe bevorsteht, die Konzentration erfordert, dass der Klient vor der Erledigung der Aufgabe den Hund streichelt, damit er diese ruhig und gelassen angehen kann. (vgl. Wohlfarth; Mutschler, 2020, S. 58)

2.6.6 Wirkungen Mensch - Tier Beziehung

Otterstedt (2001) beschreibt vier Bereiche der Wirkungen von Tieren auf uns Menschen. Die Wirkungen auf den Körper, auf den Geist, auf die Seele und der Förderung der sozialen Kontaktbereitschaft, welche im Folgenden genauer aufgeführt werden.

Zu den Wirkungen auf den Körper benennt Otterstedt (2001) die durch Bewegung hervorgerufene Verbesserung der allgemeinen Gesundheit durch z. B. das Spazieren gehen an der frischen Luft. Dabei werden verschiedene Körperteile und Körperfunktionen mobilisiert und aktiviert, wie Rücken, Beine, Hände, Finger, Gelenke etc.

Weiterhin nennt Otterstedt (2001) die Entspannung der Muskulatur, die dann Verspannungen, sowie deren Folgeerkrankungen vorbeugen oder verringern kann. Die Atmung wird aktiver, kraftvoller und tiefer, ebenso kann der Appetit angeregt werden. Ein Tierbesuch kann die Genesung unterstützen und die Heilungskräfte fördern. Ein Tier kann Anregungen geben sich gesünder und bewusster zu ernähren. Es kann den Aufbau einer Tagesstruktur unterstützen durch die regelmäßige Versorgung und Beschäftigung eines Tieres. Ein Tier kann zudem eine Anregung sein sich sportlich zu betätigen, beispielsweise beim Reiten oder beim Agility. (vgl. Otterstedt, 2001, S. 31 - 32)

Viele verschiedene Studien zeigten zudem einen positiven Effekt auf das Herz-Kreislauf-System auf. (vgl. Julius; Beetz; Kotrschal; Turner; Uvnäs-Moberg, 2014, S. 75 - 79) „In fast allen Studien war die Nähe zum Tier mit einer geringeren Herzfrequenz, einen niedrigeren Blutdruck, einer höheren peripheren Hauttemperatur sowie einem niedrigeren Hautwiderstand assoziiert. Sowohl in spezifischen, stressauslösenden Situationen als auch im Alltagsleben der Teilnehmer konnten diese physiologischen Effekte nachgewiesen werden." (Julius; Beetz; Kotrschal; Turner; Uvnäs-Moberg, 2014, S. 79)

Zu den Wirkungen auf den Geist beschreibt Otterstedt (2001), dass das selbstbestimmte Handeln angeregt wird, welches durch den Tierbesuch gefördert werden kann. Es bleibt auch ein nachhaltiger Effekt, da der Geist durch die Gedanken an das Erlebnis oder das Sprechen über dieses in Aktivität verbleibt. (vgl. Otterstedt, 2001, S. 33)

Zu den seelischen oder auch psychischen Wirkungen zählt Otterstedt (2001): dass das allgemeine und emotionale Wohlbefinden gefördert wird, das Selbstwertgefühl und Selbstbewusstsein gestärkt wird, die Minderung von Traurigkeit und Depression, Ermutigung und Begeisterung für eigenes Handeln gestärkt wird, ein sicherer Halt kann gegebenen werden und Abwechslung geboten werden kann. Ergänzend dazu lassen sich noch die Reduktion von Angst, die Reduktion von Schmerzempfinden, die Förderung der Konzentration, Aufmerksamkeit und Motivation nennen. (vgl. Beetz; Riedel; Wohlfarth, 2018, S. 27)

Durch Tiere wird ebenfalls die soziale Kontaktbereitschaft gefördert. Hundehalter beispielsweise kommen mit anderen Hundehaltern ins Gespräch über die Tierhaltung auf einer Hundewiese, im Park oder wenn man sich beim Spazieren gehen über den Weg läuft. Das Tier kann so die Isolation und die damit verbundene Einsamkeit verringern. Das Tier kann sogar selbst als Alternative zu dem Kontakt mit anderen Menschen dienen. Wie gerade schon erwähnt, kann das Tier die sozialen Kontakte fördern durch den Kontakt mit anderen Menschen, da man leichter mit ihnen ins Gespräch kommt, wenn man mit seinem Hund auf einer Hundewiese ist. Es kann die Angst nehmen, Kontakt zu anderen aufzunehmen, da sich zunächst erst auf das Tier bezogen wird. So ermöglicht das Tier, Distanzen abzubauen, Nähe herzustellen und Körperkontakt zu erleben. (vgl. Otterstedt, 2001, S.39 - 41) „Tiere können einen direkten und positiven Einfluss auf unsere soziale Kontaktbereitschaft haben. Sie erweitern unseren sozialen Horizont. (Otterstedt, 2001, S. 39)

Beetz; Riedel und Wohlfarth (2018) nennen des Weiteren noch neurobiologische Effekte, wie z.B. die bereits erwähnte Steigerung des Oxytocin Spiegels beim engen Kontakt mit einem Tier. Funktionen von Oxytocin sind beziehungsfördernde, stress- und angstreduzierende Funktionen. (vgl. Julius; Beetz; Kotrschal; Turner; Uvnäs-Moberg, 2014, S. 104)

Wohlfarth und Mutschler (2020) beschreiben Wirkfaktoren und Wirkungen konkret auf den Hund bezogen. Der Hund wird als Angst- und Spannungsminderer genannt. Diese Minderung der Spannung oder der Angst kann durch das Beobachten eines entspannten Hundes, dem körperlichen Kontakt zum Hund oder durch eine Interaktion mit einem freundlichen Hund erreicht werden. (vgl. Wohlfarth; Mutschler, 2020, S. 67) „Beobachten Menschen Tiere, die entspannt sind, so wird auch ihre Anspannung abnehmen." (Wohlfarth; Mutschler, 2020, S. 67) Wenn die Klienten dadurch Entspannung erfahren, ist es ihnen möglich ihre Aufmerksamkeit wieder auf andere Dinge zu lenken und werden offen gegenüber neuen Erfahrungen, die dadurch leichter zu erlernen sind. Der Hund kann auch zu einer körperlichen Entspannung beitragen. (vgl. Wohlfarth; Mutschler, 2020, S. 68) „Eine reduzierte Muskelspannung kann über Körperkontakt oder durch entspannte Interaktion erreicht werden." (Wohlfarth; Mutschler, 2020, S. 68)

Weiter wird der Hund als Bindungsfigur beschrieben. Eine langanhaltende Beziehung zu einem Tier kann gleichartige Bedürfnisse befriedigen wie zwischenmenschliche Beziehungen. (vgl. Wohlfarth; Mutschler, 2020, S. 70) „So geht der positive Mensch-Tier-Kontakt ähnlich wie die erfolgreiche Aktivierung des Bindungssystems bei Mutter und Kind mit positivem Gefühl einher, ..." (Wohlfarth; Mutschler, 2020, S. 70) So kann es zu erwarten sein, dass Klienten mit unsicheren oder desorganisierten Bindungsmustern weniger in Stress geraten und sich offener für das Probieren neuer Verhaltensweisen zeigen. Zudem kann der Hund das Pflegeverhaltenssystem bei Menschen aktivieren, auch bei Kindern, bei denen dieser noch nicht richtig ausgebildet ist. (vgl. Wohlfarth; Mutschler, 2020, S. 70) „Viele Interaktionen in der tiergestützten Therapie sind Pflegeinteraktionen (wie füttern, bürsten, versorgen) und diese gehen mit den gleichen positiven Gefühlen und wahrscheinlich den gleichen Hormonreaktionen wie bei Bindungserfahrungen einher." (Wohlfarth; Mutschler, 2020, S. 70 - 71)

Wichtig ist es hier nochmal zu erwähnen, dass der Hund als Bindungsfigur einen Einfluss auf Bindungsmuster haben kann, ebenso, wie auf Klienten mit Bindungsstörungen, denn eine Studie hat gezeigt, dass Menschen mit Bindungsstörungen in einer Stresssituation bei der Anwesenheit eines Tieres weniger aufgeregt sind. (vgl. Wohlfarth; Mutschler, 2020, S. 71)

Auch als soziales Medium wird der Hund beschrieben. Der Hund kann Gespräche anregen und diese zu Beginn erstmal erleichtern, da der Fokus dann beim Hund liegt. Der Therapeut wird durch den Hund nicht nur als dieser wahrgenommen , sondern auch als Hundefreund und -besitzer. (vgl. Wohlfarth; Mutschler, 2020, S. 73 - 74) Der Hund geht ohne Vorurteile und ohne Beeinflussung durch z.B. das Aussehen oder der Intelligenz auf Menschen zu, dies kann vor allem für Menschen wichtig sein, die sozial ausgegrenzt sind. Dadurch können sie diesen Menschen ein Stück Selbstvertrauen wieder geben. (vgl. Wohlfarth; Mutschler, 2020, S. 76)

Folgend wird der Hund als Motivator beschrieben, denn ein Klient wird eher dazu geneigt sein, Interaktionen mit dem Hund durchzuführen, als Handlungen, die vom Therapeuten erwartet werden. Studien konnten zeigen, dass Hunde zu einer erhöhten Motivation anregen können und somit z.B. zu besseren Lernleistungen führen oder vermehrter körperliche Bewegung und der regelmäßigen Teilnahme an Therapien. (vgl. Wohlfarth; Mutschler, 2020, S. 79)

Ein Hund kann ebenso als Kommunikationsförderer dienen, denn Klienten haben oft Hemmungen ihre Ängste und Gedanken Erwachsenen gegenüber zu äußern. Mit dem Hund bietet sich ihnen die Möglichkeit Dinge auszusprechen, ohne die Wertung anderer befürchten zu müssen. Dieses Aussprechen kann für das Wohlbefinden sehr wertvoll sein. Durch die Kommunikation mit dem Hund wird die zwischenmenschliche Interaktion verbessert und es fördert die sozialen Fertigkeiten. Die Kommunikationsförderung kann schon allein durch die Anwesenheit des Hundes gefördert werden, über das Gespräch der Vorlieben und Abneigungen des Hundes etc. (vgl. Wohlfarth; Mutschler, 2020, S. 83 - 84) „Sie kann vertieft werden, in dem das Verhalten und die Emotionen des Hundes beobachtet und interpretiert werden." (Wohlfarth; Mutschler, 2020, S. 84)

3. Stationäre Kinder – und Jugendhilfe

Eine Unterbringung von Kindern und Jugendlichen in stationären Einrichtungen kann eine Sicherung der Lebens- und Entwicklungsbedingungen für die Kinder und Jugendlichen bedeuten. Meist können diese aufgrund von unzulänglichen, überforderten oder gar kindeswohlgefährdeten familiären Verhältnissen nicht in ihrer Herkunftsfamilie bleiben. (vgl. Jordan; Maykus; Stuckstätte, 2015, S. 261) Folgend wird die stationäre Kinder- und Jugendhilfe genauer belichtet.

3.1 Rechtliche Grundlagen und Formen der stationären Kinder- und Jugendhilfe

Als rechtliche Grundlagen für die stationären Erziehungshilfen ist § 27 in Verbindung mit § 33 oder § 34 des Sozialgesetzbuches VIII. Der § 27 beinhaltet die Hilfe zur Erziehung. Hier hat die personensorgeberechtigte Person einen Anspruch auf Hilfe zu Erziehung, wenn eine Erziehung, die dem Wohl des Kindes oder des Jugendlichen nicht gegeben ist und sie für die Entwicklung als geeignet und notwendig erachtet wird. Die Hilfe richtet sich dabei nach dem Bedarf im Einzelfall. Das enge soziale Umfeld sollte dabei eingebunden werden. (vgl. SGB VII, Wiesner, 2015, S. 470)

Der § 33 beinhaltet die Vollzeitpflege. Diese soll eine befristete oder eine dauerhafte Lebensform in einer anderen Familie bieten, die dem Kind oder dem Jugendlichen Möglichkeiten zur Verbesserung geben soll und ihrem Entwicklungsstand gerecht werden kann. (vgl. SGB VII, Wiesner, 2015, S. 542)

Diese Arbeit beschäftigt sich vor allem mit der Heimerziehung nach § 34, der wie folgt lautet: „Hilfe zur Erziehung in einer Einrichtung über Tag und Nacht (Heimerziehung) oder in einer sonstigen betreuten Wohnform soll Kinder und Jugendliche durch eine Verbindung von Alltagserleben mit pädagogischen und therapeutischen Angeboten in ihrer Entwicklung fördern. Sie soll entsprechend dem Alter und Entwicklungsstand des Kindes oder des Jugendlichen sowie die Möglichkeiten der Verbesserung der Erziehungsbedingungen in der Herkunftsfamilie

1. eine Rückkehr in die Familie erreichen versuchen oder
2. die Erziehung in einer anderen Familie vorbereiten oder
3. eine auf längere Zeit angelegte Lebensform bieten und auf ein selbstständiges Leben vorbereiten.

Jugendliche sollen in Fragen der Ausbildung und Beschäftigung sowie der allgemeinen Lebensführung beraten und unterstützt werden." (SGB VIII, Wiesner, 2015, S. 564)

Diese Art der Unterbringung findet meist mit der Zustimmung der Eltern statt. Allerdings kann es in Ausnahmefällen dazu kommen, dass das Familiengericht dies einleitet und das Kind oder der Jugendliche ohne Einverständnis der Eltern aus dem Elternhaus herausgenommen wird, wenn eine Kindeswohlgefährdung, eine missbräuchliche Ausübung der elterlichen Sorge oder Vernachlässigungen, bei denen die Eltern nicht gewillt sind, dies zu ändern, vorliegen. (vgl. Jordan; Maykus; Stuckstätte, 2015, S. 262)

Zudem kann es zu einer Betreuung nach § 35a kommen, bei dem der Bedarf des Kindes oder des Jugendlichen erhöht ist, diese nennt sich „Intensive sozialpädagogische Einzelbetreuung. Hierbei benötigen die Kinder oder die Jugendlichen intensive Unterstützung bei der Bewältigung ihres Alltags, diese Hilfe erfolgt meist auf längere Zeit und soll den individuellen Bedürfnissen angepasst sein. (vgl. Jordan; Maykus; Stuckstätte, 2015, S. 266)

Es gibt verschiedene Formen der stationären Kinder und Jugendhilfe, die folgend kurz beschrieben werden.

Zum einen sind Wohneinheiten in Zentralheimen vorhanden, meist sind hier Wohngruppen mit fünf bis acht Kindern untergebracht, die durch Abtrennungen in einzelne Wohneinheiten unterteil sind. Alle dieser Gruppen befinden sich in einem zentralen Haus oder aus einem Heimgelände und werden von vier bis fünf pädagogischen Fachkräften, die sich im Schichtdienst befinden, betreut.

Im Gegensatz zu dieser Form gibt es noch dezentrale Wohngruppen, auch hier leben in der Regel fünf bis acht Kindern in normalen Wohnungsumfeldern. Diese Wohngruppen befinden sich in Mietwohnungen oder Einfamilienhäusern. Meist sind es Wohneinheiten von Zentralheimen, anderen Trägern oder eigenständige Kleinstheime. Spezialisierter zu diesen dezentralen Wohngruppen sind die Wohngruppen mit sozialpädagogischen, heilpädagogischen oder therapeutischen Ausrichtungen. Hierbei stehen konkrete Konzepte im Vordergrund für besondere Förderungen und therapeutischen Angeboten.

Zudem gibt es noch Wohngruppen, die sich auf eine bestimmte Zielgruppe spezialisiert haben, wie z.B. junge Frauen, die Missbrauch erlebt haben, oder straffälligen Klienten.

Abschließend geht es um die familienähnliche Wohnform. Die Kinder und Jugendlichen wohnen dann mit ihren Betreuern zusammen, teilweise auch in den privaten Räumen der Betreuer. Dies bedeute, dass die Betreuer 24 Stunden am Tag für ihr Klientel verantwortlich sind. Sie werden dabei von pädagogischen Fachkräften unterstützt. (vgl. Jordan; Maykus; Stuckstätte, 2015, S. 270 - 271)

Ergänzend zu diesen Wohnformen kann man noch die Clearing- oder auch Diagnosegruppen nennen. Dies ist meist eine kurzfristige Unterbringung, da Aufgabe dieser Gruppe ist, den Bedarf des Kindes abzuklären und eine passende Möglichkeit zum weiteren Verbleib des Kindes zu finden. (vgl. Slangen, 2018, S. 46)

Es lässt sich nicht sagen, dass es nur konkret diese Formen der Kinder- und Jugendhilfe gibt, da laufend neue Wohnprojekte entstehen, die immer am Bedarf angepasst sind. (vgl. Jordan; Maykus; Stuckstätte, 2015, S. 270 - 271)

3.2 Indikationen und Ziele der stationären Kinder- und Jugendhilfe

In früheren Jahren gab es fast ausschließlich elternlose oder ausgesetzte Kinder in der stationären Kinder- und Jugendhilfe. Dies ist heutzutage nicht mehr so, diese Kinder bilden eher die Ausnahme in der heutigen Kinder- und Jugendhilfe. (vgl. Günder; Nowacki, 2020, S. 39) Es lassen sich nicht immer eindeutige Indikationen formulieren, da einige Familien möglicherweise besser einen Schicksalsschlag, wie z.B. Arbeitslosigkeit oder Krankheit, bewältigen können als andere. Meist gibt es viele verschiedene Problemlagen, bei denen es wichtig ist im Einzelfall zu schauen, welche Hilfe sich am besten eignet. Einige mögliche Indikationen könnten allerdings sein: eine vorübergehende oder auch dauerhafte Abwesenheit der Eltern aus verschiedenen Gründen, die Ablehnung, das Scheitern oder die Überforderung mit der Erziehung und die daraus resultierende Folgen, wie z.B. Vernachlässigung, Missbrauch und Misshandlungen, das Scheitern der Pflege- oder Adoptionsfamilie, erhebliche Entwicklungsprobleme oder auch deren Gefährdung, andere Umstände, wie möglicherweise die Obdachlosigkeit und seelische Behinderungen. (vgl. Jordan; Maykus; Stuckstätte, 2015, S. 262 - 263) Die Kinder und die Jugendlichen bringen demnach eine individuelle Lebensgeschichte mit, die sehr erschütternd wirken kann. Häufig zeigen sich Defizite erst bei einem längeren Aufenthalt in der stationären Kinder- und Jugendhilfe. Es gibt ebenso viele Kinder und Jugendliche, die sogenannte Scheidungskinder sind. (vgl. Günder; Nowacki, 2020, S. 39)

Auch minderjährige Flüchtlinge werden in der stationären Hilfe untergebracht, da sie häufig ohne eine sorgeberechtigte Person in Deutschland ankommen. (vgl. Jordan; Maykus; Stuckstätte, 2015, S. 262 - 263)

Der klare Auftrag an die stationäre Kinder- und Jugendhilfe ist vor allem das Erziehen. Die psychische Verfassung von den Kindern und Jugendlichen soll verändert und verbessert werden. „Primäres Ziel ist der grundsätzliche Abbau von Defiziten und Störungsbildern auf emotionaler und sozialer Ebene seitens des jungen Menschen, um Entwicklungsverzögerungen aufzuarbeiten." (Slangen, 2018, S. 48) Mithilfe einer lebensweltorienteierten Gestaltung der Erziehung soll es ermöglicht werden Bedingungen zu schaffen, die die Selbstständigkeit fördern, soziale und kulturelle Bedingungen beachtet und Benachteiligungen abbaut. (vgl. Jordan; Maykus; Stuckstätte, 2015, S. 26)

3.3 Klientel

Kinder und Jugendliche, die fremduntergebracht wurden, haben häufig schon viel erlebt und waren womöglich großen Risiken und Gefahren ausgesetzt. Oft sind sie zudem Opfer von Gewalt in jeglicher Form geworden. Sie haben häufig große Probleme mit sich selbst und daraus resultierend können sie auch anderen Probleme bereiten. (vgl. Schleiffer, 2015, S. 108)

Probleme, die Kinder und Jugendliche in der stationären Kinder- und Jugendhilfe vorweisen sind Auffälligkeiten in Sozialverhalten, Verwahrlosung, mangelnde Förderung, Belastungen durch familiäre Konflikte und Probleme, Entwicklungsauffälligkeiten und schulische Probleme. (vgl. Statistisches Bundesamt 2018, in Günder; Nowacki, 2020, S. 43) „Insgesamt muss in der Heimerziehung von einem erhöhten Anteil psychisch belasteter, traumatisierter Kinder ausgegangen werden." (Günder; Nowacki, 2020, S. 43 - 44)

„In der stationären Erziehungshilfe haben wir es häufig mit Kindern und Jugendlichen zu tun, die über viele Jahre im Heim leben und eine unter Bindungsgesichtspunkten sehr eingeschränkte Beziehung zu ihrer leiblichen Mutter aufweisen." (Macsenaere; Esser, 2015, S. 78) 2001 führte Roland Schleiffer, ein Facharzt für Kinder- und Jugendpsychiatrie, Psychotherapeutische Medizin und Professor für Psychotherapie und Psychiatrie eine Studie zum Thema Bindungsrepräsentation bei Kindern und Jugendlichen, die sich in der stationären Kinder und Jugendhilfe befanden, durch. Ziel dabei war es, die Bindungsrepräsentationen der Kinder und der Jugendlichen zu erfassen und Zusammenhänge herzustellen. An dieser Studie nahmen 72 Kinder und Jugendliche eines Kinder- und Jugendheims teil. Das Ergebnis dieser Studie zeigte, dass ein überwiegender Anteil der Kinder und der Jugendlichen eine unsichere Bindungsrepräsentation zeigten. (vgl. Schleiffer, 2014, S. 101 ff.)

3.4 Bindungs- und Beziehungsarbeit in der stationären Kinder- und Jugendhilfe

Häufig wird in der Kinder- und Jugendhilfe mit dem Bezugsbetreuersystem gearbeitet. „Jeder junge Mensch bekommt eine/n Bezugsbetreuer/in zur Seite gestellt, welche/r die Hauptverantwortung für spezielle Aufgabenbereiche übernimmt." (Slangen, 2018, S. 49) Diese Person sollte im besten Fall die Person sein, zu der das Kind oder der Jugendliche das größte Vertrauen aufbauen konnte. Die zwischenmenschliche Beziehung der beiden sollte dabei durch Sympathie, Empathie, Wertschätzung und einem Wohlwollen gekennzeichnet sein. So kann das Kind oder der Jugendliche idealerweise Verlässlichkeit, Verständnis für seine aktuelle Lage, Interesse und ein Gefühl der Wertigkeit erfahren, die in dem bisherigen Leben des Kindes oder des Jugendlichen nicht ausreichend gegeben waren. Die Bezugsperson als pädagogische Fachkraft übernimmt die Gewährleistung der pädagogischen Förderung und organisiert und koordiniert alle dafür notwendigen Schritte. Falls sich die Bezugsperson im Urlaub oder in Krankheit befindet, übernimmt eine andere, meist vorher festgelegte Person, diese Aufgaben. (vgl. Slangen, 2018, S. 49)

„Neben den korrigierenden Erlebnissen auf sozialer Ebene, soll dem jungen Menschen durch einen verlässlichen, liebevollen, in seinem Erziehungsverhalten konsequenten Erwachsenen die Möglichkeit gegeben werden, seine bisherigen Bindungserfahrungen positiv zu erweitern."

(Slangen, 20118, S. 48) Um dies zu erreichen sind immer wiederkehrende, positive und korrigierende Bindungserfahrungen von Nöten. Chancen ergeben sich durch die längere Zeit, die bei den untergebrachten Kindern und Jugendlichen gegeben ist. (vgl. Schleiffer, 2015, S. 135-136) „Grundsätzlich zeichnen sich bindungskorrigierende Erfahrungen dadurch aus, dass sie den gewohnten Bindungskonzepten zuwiderlaufen und somit die Erwartungen enttäuschen." (Schleiffer, 2015, S. 139) Vor allem dafür ist es wichtig, dass die Kinder und Jugendlichen hierfür eine Bezugsperson haben, an die sie sich jederzeit wenden können, die ihnen gegenüber Verständnis zeigt und einfühlsam mit ihnen umgeht. Die Bezugsperson sollte in der Lage sein Toleranz zu zeigen und ebenso fähig sein die eigenen Bindungserfahrungen zu reflektieren, damit es nicht unbewusst zu Übertragungen kommt. (vgl. Wirth, 2015, S. 20 - 21) „Die Erzieherin kann eine wichtige Bindungsperson werden, wenn sie in der Lage ist Beziehungsstabilität zu gewährleisten und sich dem Kind gegenüber als feinfühlig zu erweisen." (vgl. Lengning; Lüpschen, 2012, S. 37) Diese Bindung kann erreicht werden, wenn sich die Erzieher empathisch verhalten und auch das Gruppenklima empathisch ist und wenn die Erzieher trotz des Gruppenkontexts auch die Bedürfnisse des einzelnen Kindes zu beachten in der Lage sind. Dafür ist es von Nöten, dass die Gruppe nicht zu groß ist, dass genügend Mitarbeiter zur Verfügung stehen und die Betreuungspersonen nicht zu häufig wechseln. Wichtig in diesem Zusammenhang ist es zu erwähnen, dass die Erzieher- Kind Beziehung nur dann gut funktionieren kann, wenn die Arbeitsbedingungen dies auch zulassen. (vgl. Lengning; Lüpschen, 2012, S. 38 - 39)

Die Autorin hält demnach fest, dass die Qualität der Beziehung zwischen dem Kind und den pädagogischen Mitarbeitern eine große Rolle in der stationären Kinder- und Jugendhilfe spielt und sie trägt maßgeblich zur Wirkung der Hilfemaßnahme bei. „Da die Qualität dieser Beziehung als der entscheidende Wirkfaktor für den Erfolg dieser Jugendhilfemaßnahme anzusehen sei, bestehe erfolgreiche Heimerziehungsarbeit demnach letztlich in Beziehungsarbeit." (Schleiffer, 2015, S. 114 - 115)

3.5 Tiere in der stationären Kinder- und Jugendhilfe

Tiere können in der stationären Kinder- und Jugendhilfe von Vorteil sein, wenn es um die Bindung und Beziehung geht. Gerade wenn man sich, wie unter 3.3 anschaut, dass die Mehrheit der Kinder und Jugendlichen in der stationären Kinder- und Jugendhilfe eine unsicheres Bindungsverhalten aufweisen.

Es hat sich gezeigt, dass die Bindungserfahrungen von den Kindern und Jugendlichen nicht auf die Tiere übertragen werden, somit ist die Wahrscheinlichkeit gegeben, dass sie eher eine sichere Bindung zu einem Tier, meist Katze oder Hund, aufbauen als zu einem anderen Menschen.

In der Studie von Kristina Saumweber im Jahr 2009, die sie mithilfe von Fragebögen, Interviews und Analysen durchgeführt hat, zeigte sich, dass die Teilnehmer, die sich zwischen 10 und 18 Jahren befanden, den Umgang mit den Tieren in tiergestützten Interventionen als Trost und Unterstützung empfunden haben. (vgl. Wesenberg, 2020, S. 147) „Offenbar ist es für eine sichere Bindung an ein Tier keine Voraussetzung, eine entsprechende Bindung an Menschen zu haben…" (Saumweber, 2009, S. 221) Weiter sagt sie, dass die Bindung zu Tieren auch erst als Ersatz für menschliche Bindung sein kann und demnach auch heilsam wirken kann. Dadurch kann es möglich sein, über den Kontakt mit dem Tier, auch die Beziehung zwischen dem Kind oder dem Jugendlichen zum pädagogischem Mitarbeiter zu fördern. „Hier kann die Wirkung von Tieren als >Eisbrecher< und >soziale Katalysatoren<, die zu einer entängstigten, entspannten Interaktionsatmosphäre beitragen und >unverfängliche< Gesprächsthemen sowie einen niedrigschwelligen Gesprächseinstieg bieten, sehr wichtig sein." (Wesenberg, 2020, S. 148)

Für die tiergestützte Intervention in der stationären Kinder- und Jugendhilfe gibt es auch Voraussetzungen, die gegeben sein müssen, damit diese gut gelingen kann. Zu einen sollten die bisherigen Erfahrungen der Kinder und Jugendlichen erörtert werden, ob z.B. Ängste oder Allergien vorliegen. Auch eine Offenheit und Bereitschaft sollte gegeben sein bzw. Voraussetzung sein. Mit den Kindern und Jugendlichen sollten Regeln im Umgang mit dem Tier erarbeitet werden, auch die Beachtung der Hygiene ist wichtig. Die wichtigsten Punkte sind vor allem die Akzeptanz der anderen Mitarbeiter und das Tierwohl. (vgl. Wesenberg, 2020, S. 149 - 150) Die tiergestützte Intervention in der stationären Kinder- und Jugendhilfe sollte natürlich auch unter Berücksichtigung der oben genannten Punkte, in 2.3, 2.4 und 2.5, stattfinden.

4. Bindung

„Bindung bezeichnet eine enge emotionale, länger andauernde Beziehung zu bestimmtem Menschen, die nach Möglichkeit sowohl Schutz bieten als auch unterstützend wirken, z.B. wenn ein Kind verunsichert oder traurig ist und sie dem Kind helfen, seine Emotionen zu regulieren." (Lengning; Lüpschen, 2012, S. 11)

Bindung spielt eine große Rolle, was die menschliche Psyche und die Gesundheit der Psyche angeht. (vgl. Otterstedt, 2003, S. 76 - 77) „Frühe Bindungserfahrungen bilden wahrscheinlich die Grundlage für die Regulation von Emotionen, für emotionale Intelligenz, Empathie und soziale Kompetenz im gesamten Lebenslauf." (Otterstedt, 2003, S. 77)

In den folgenden Punkten geht es um die Bindungstheorie, der Bindung und dem Bindungs- und Explorationsverhalten, sowie dem Vierphasenmodell der Bindungsentwicklung nach Ainsworth und Bowlby, dem inneren Arbeitsmodell von Bindung, der fremden Situation und die daraus resultierende Klassifikation in die verschiedenen Bindungsmuster und die Klassifikation im Kindes- und im Jugendalter.

4.1 Anfänge und Grundlagen der Bindungstheorie

Die Grundzüge der Bindungstheorie entwickelte John Bowlby, er studierte anfänglich Naturwissenschaften. „John Bowlby hat das Wissen über Bindung theoretisch konzipiert." (Ahnert, 2008, S. 21) Durch dieses Studium bekam er Einblicke in die Entwicklungspsychologie. Er unterbrach sein Studium und beschäftigte sich mit psychoanalytisch orientierten Kinderheimen. Hier beobachtete er Kinder, die verscheidende Verhaltensweisen an den Tag legten – distanziertes und ängstliches Verhalten. Seine Begründung für dieses Verhalten war die Trennung von den Eltern. Durch diese Erfahrung war er motiviert sein Studium fortzusetzen und Psychoanalytiker und Kinderpsychiater zu werden. 1933 beendete er erfolgreich sein Studium und trat eine Stelle in einer Kinderklinik in London an. Für Bowlby wurde deutlich, dass die Familienereignisse, die real stattgefunden haben, die größte Beachtung bekommen sollten. Er verwies auf andauernde Folgen, wenn Kinder von ihren Eltern getrennt werden. Im Laufe der Zeit wurde Bowlby Leiter der Kinderabteilung in einer Klinik in London. Dort verdeutlichte er die Wichtigkeit der Eltern-Kind-Beziehung. Er untersuchte unter welchen Umständen eine gesunde oder auch gestörte kindliche Entwicklung beeinflusst wird. Aus großem Interesse gründete er daher eine Forschungsgruppe mit Mary Ainsworth. Ihr gelang die erste empirische Bestätigung der Bindungstheorie und sie erweiterte diese durch Beachtung verschiedener und individueller Einflüsse. (vgl. Lengning; Lüpschen, 2012, S. 9 - 10)

„Die Bindungstheorie beschreibt und klärt wissenschaftlich, warum Menschen dazu tendieren, sich auf enge emotionale Beziehungen einzulassen und inwieweit die psychische Gesundheit einer Person beeinflusst wird, wenn diese Beziehungen beeinträchtigt, unterbrochen bzw. beendet werden." (Lengning; Lüpschen, 2012, S. 9)

4.2 Bindungs- und Explorationsverhalten

Ein Konzept der Bindungstheorie ist die Bindungs- Explorations-Balance und die sichere Basis. (vgl. Ahnert, 2008, S. 203) Es geht vor allem um die Bindung und das Bindungsverhalten, dass die Bindung zur Bezugsperson aufrechterhalten soll. „Welches Bindungsverhalten ein Kind zeigt, hängt auch davon ab, welche Bedeutung es der jeweiligen Situation beimisst. Wird die Situation als ängstigend erlebt, wird das Bindungssystem aktiviert." (Schleiffer, 2015, S. 30)

Die Hauptbezugsperson sind in den meisten Fällen die Eltern des Kindes und die Person, die sich überwiegend um das Kind kümmert. Für die Entwicklung von Bindung ist es wichtig, dass die Bezugsperson oft in der Interaktion mit dem Kind ist. Bindungsverhalten des Kindes kann durch rufen, klammern, weinen, krabbeln, laufen und Protest bei Verlassen werden von der Bezugsperson, deutlich werden. (vgl. Lengning; Lüpschen, 2012, S. 11) „Zum Bindungsverhalten werden die Verhaltensweisen gezählt, die darauf abzielen, die physische Nähe zu Bindungspersonen herzustellen bzw. aufrecht zu erhalten." (Lengning; Lüpschen, 2012, S. 11) Auslöser für dieses Bindungsverhalten können verschiedene Gründe sein. Möglich wären Krankheit, Stress, Trauer, neue Reize für das Kind, Müdigkeit, Schmerzen und Hunger. Wenn sich die Kinder sicher fühlen durch die Anwesenheit der Bezugsperson, ist es ihnen mögliche ihre Umwelt zu erkunden oder spielen zu gehen. Dieses Verhalten nennt man Explorationsverhalten. (vgl. Lengning; Lüpschen, 2012, S. 12)

„Bindungs- und Explorationsverhalten stehen in einer wechselseitigen Beziehung zueinander. Fühlt sich ein Kind sicher und wohl, kann es seine Umwelt frei explorieren. Erfährt es jedoch Unsicherheit, wird das Explorationsverhalten eingestellt und das Kind zeigt vermehrtes Bindungsverhalten." (Lengning; Lüpschen, 2012, S. 12) Somit stellt die Bezugsperson eine sichere Basis für das Kind dar, von der aus das Kind explorieren, also die Umwelt erkunden kann und auch spielen gehen kann. (vgl. Lengning; Lüpschen, 2012, S. 12 - 13)

„Kinder benutzen ihre Mütter als Ausgangsbasis zur Exploration der Umgebung, bei Bedrohung oder auch nach Ablauf einiger Zeit suchen sie die Nähe der Bezugsperson." (Ahnert, 2008, S. 203) Falls der Bedarf also vorhanden ist, hat das Kind die Möglichkeit bei Unsicherheiten zu seiner primären Bezugsperson zurückzukehren. Die Bindungsentwicklung wird durch die Reaktionen der Bezugspersonen des Kindes auf dessen Bindungsverhalten beeinflusst. (vgl. Lengning; Lüpschen, 2012, S. 13)

4.3 Vierphasenmodell der Bindungsentwicklung

Laut Bowlby (1984) und Ainsworth (1978) entwickelt sich die sozial- emotionale Bindung in vier Phasen, die folgend erläutert werden.

Es gibt die Vorphase, diese liegt im Altersbereich von null bis drei Monaten, die Phase der personenunterscheidenden Ansprechbarkeit im Alter von drei bis sieben Monaten, die Phase der eigentlichen Bindung, im Alter ab sieben bis acht Monaten und die Phase der zielkorrigierten Partnerschaft ab drei Jahren.

In der Vorphase geht es vorrangig um die Befriedigung der Bedürfnisse des Säuglings, die Signale, die der Säugling dafür sendet, richtet er wahllos an die Personen in seiner Umgebung. Im besten Fall werden die Bedürfnisse konstant befriedigt, was dazu führt, dass der Säugling nach und nach eine Bindung zu dieser Person entwickeln kann.

Ab ca. drei Monaten geht es in die Phase der personenunterscheidenden Ansprechbarkeitsphase über. Der Säugling ist nun in der Lage seine Bedürfnisse zielgerichtet und bevorzugend auszusenden an die Person, die seine Bedürfnisse bisher besonders zufriedenstellend erfüllt haben und ihm somit ein Gefühl von Nähe und Sicherheit geben konnten. Das Kind kann dann ein nachhaltiges Gefühl von Vertrautheit spüren und das des angenommen Werdens. (vgl. Jungmann; Reichenbach, 2009, S. 20 - 22)

Zur Phase der eigentlichen Bindung kommt es im Alter von ca. sieben bis acht Monaten. Ab dieser Phase kommt es vor, dass der Säugling mit Ablehnung reagiert, wenn eine fremde Person ihn aufnimmt. Damit ihm dies gelingt ist die Voraussetzung dafür das Erreichen einer bestimmtem kognitiven und motorischen Entwicklung. Somit kann das Kind selbstständig Nähe und Distanz lenken. Den Höhepunkt in dieser Phase wird bei dem Alter von 12 bis 18 Monaten erreicht. Hier wird das Kind mit der Wortschatzentwicklung immer mehr zum Interaktionspartner.

Ab drei Jahren beginnt die Phase der zielkorrigierenden Partnerschaft. (vgl. Jungmann; Reichenbach, 2009, S. 24) „Das Kind lernt nun langsam, dass auch seine Bindungspersonen Bedürfnisse haben, die nicht immer und unbedingt mit den eigenen Wünschen übereinstimmen." (Jungmann; Reichenbach, 2009, S. 24) Dabei besteht die Herausforderung die eigenen Interessen zurückzustellen und auch verschieben zu können, in dieser Phase entwickelt sich ebenfalls die Frustrationstoleranz. Da das Kind in dem Alter schon in der Lage ist Zeitangaben zu verstehen, weiß es, was es bedeutet sich etwas später zu kümmern. Bei der zielkorrigierenden Partnerschaft stellen diese Prozesse ein Leben lang ein Entwicklungsthema dar. (vgl. Jungmann; Reichenbach, 2009, S. 24 - 25)

4.4 Das Arbeitsmodell von Bindung

„Das Bindungsverhalten hat eine genetische Basis, ist aber durch Interaktionserfahrungen modifizierbar." (Jungmann; Reichenbach, 2009, S. 15) Ein Kind ist demnach von Geburt an mit Verhaltensweisen ausgestattet, die ihm dazu dienen, die Nähe der Bezugsperson aufrecht zu erhalten. Die Bezugsperson reagiert daraufhin mit Fürsorgeverhalten. Durch diese beiden Verhaltensweisen, die ineinander spielen, kommt es im Laufe der Zeit dazu, dass das Kind internale Arbeitsmodelle entwickelt. Hierbei werden die Repräsentationen der Verhaltensweisen, sowohl vom Kind ausgehend als auch von der Bezugsperson, verinnerlicht.

Die Entwicklung des internalen Arbeitsmodells, welches individuell und verschieden sein kann, ist abhängig von den Beziehungserfahrungen, die das Kind mit seinen Eltern sammelt. Somit unterscheidet sich das internale Arbeitsmodell von einem Kind, das grundsätzlich positive Rückmeldungen der Eltern erhält, von einem anderen Kind, welches negative Rückmeldungen seiner Eltern erhält oder wenn die Rückmeldungen der Eltern nicht vorhersehbar sind. Auch wenn die Bezugspersonen unterschiedlich auf das Kind reagieren, kann es zu Unterschieden bei den Arbeitsmodellen kommen. „Die Arbeitsmodelle beeinflussen dabei nicht nur die Gefühle gegenüber den Eltern, sondern auch gegenüber der eigenen Person." (Lengning; Lüpschen, 2012, S. 29)

Folglich haben Eltern einen großen Einfluss darauf, indem was sie zu ihrem Kind sagen oder wie sie mit ihm umgehen, welches Bild das Kind von sich selbst bekommt. Ebenso haben die internalen Arbeitsmodelle einen Einfluss darauf, welches Verhalten seitens der Bezugspersonen zu erwarten ist, sowie der eigenen Verhaltensplanung im Umgang mit der Bezugsperson. „Die internalen Arbeitsmodelle dienen der Simulation der Realität, sodass das Kind in der Lage ist, sein eigenes Verhalten vorausschauend zu planen und auf die real gegebenen Umstände abzustimmen." (Lengning; Lüpschen, 2012, S. 29)

Das internale Arbeitsmodell ist auch in neuen Situationen hilfreich für die Bewertung und Lenkung des Verhaltens. Sie enthalten das Bild, was das Kind von sich selbst hat, von den Bezugspersonen und der Umwelt und dienen daher als richtungsweisende Regeln für Informationen, die bindungsrelevant sind. Dies geschieht sowohl bewusst als auch unbewusst. „Internale Arbeitsmodelle beinhalten internalisierte, mentale Repräsentationen vom eigenen Selbst, der Umwelt und den Bezugspersonen. Sie dienen der Simulation der Realität, der Bewertung von Situationen und daraus folgend der Verhaltenssteuerung in bindungsrelevanten Situationen." (Lengning; Lüpschen, 2012, S. 30)

Innerhalb der Bindungstheorie wird davon ausgegangen, dass die verschiedenen Arbeitsmodelle mit den verschiedenen Bindungsmustern zusammenhängen. (vgl. Lengning; Lüpschen, 2012, S. 29 - 30)

4.5 Einflüsse auf die Bindungsentwicklung

Es hat nicht nur das Verhalten der Bezugspersonen einen Einfluss auf die Entwicklung von Bindungsunterschieden. Es gibt noch weitere Einflussfaktoren, die für die Bindungsentwicklung entscheidend sind. Zum einen die Feinfühligkeit seitens der Bezugsperson und das Temperament des Kindes spielen dabei eine bedeutende Rolle.

Die bedeutenden Merkmale von Feinfühligkeit sind die Schnelligkeit, die Konsistenz und die Angemessenheit der Reaktion auf das Bindungsverhalten von Kindern der Bezugsperson. (vgl. Lengning; Lüpschen, 2012, S. 24) „Feinfühligkeit bedeutet die Fähigkeit, kindliche Signale wahrnehmen, interpretieren, sowie angemessen und prompt auf sie reagieren zu können." (Lengning; Lüpschen, 2012, S. 24) Es ist von größter Wichtigkeit, dass die Bezugsperson aufmerksam für die Signale des Kindes ist. Auch die kleinsten und feinsten Äußerungen des Kindes, sollten von der Bezugsperson erkannt werden. Wenn nur die offensichtlichen Äußerungen des Kindes wahrgenommen werden, gilt die Bezugsperson als eher nicht feinfühlig. Ebenso wichtig ist es, dass die Äußerungen des Kindes korrekt wahrgenommen werden und nicht falsch gedeutet oder verzerrt wahrgenommen werden. Die Bezugsperson sollte sich in das Kind hineinfühlen und hineinversetzen können, ohne Berücksichtigung der eigenen Gefühlslage. Reaktionen auf die kindlichen Äußerungen sollten sofort und ohne Verzögerungen geschehen, damit das Kind erkennen kann, dass es aufgrund seiner Signale erfolgt. Dies ist vor allem zu Beginn wichtig, da das Kind noch nicht in der Lage ist zu verstehen, dass seine Äußerungen Grund für die Reaktionen sind, später kann es aufgrund der kognitiven Entwicklung verstehen, dass es auch durch eine spätere Reaktion noch aufgrund seiner Äußerungen zu einer Reaktion kommt. Die Feinfühligkeit kann dabei auch als Verhaltensmuster, das zum Wohlbefinden des Kindes beiträgt, sein Unwohlsein reduziert und seine Aufmerksamkeit steigert, verstanden werden. (vgl. Lengning; Lüpschen, 2012, S. 24 ff.)

Ein weiterer Einfluss auf die Bindungsqualität stellt das Temperament des Kindes dar. „Die Bindungsqualität wird nicht ausschließlich durch die Verhaltensweisen der Eltern bzw. der Bezugsperson/en bestimmt. Auch andere Faktoren wie z.B. das Temperament des Kindes üben in diesem Zusammenhang einen bedeutsamen Einfluss aus." (Lengning; Lüpschen, 2012, S. 27) Temperament bezeichnet Ausschnitte der kindlichen Persönlichkeit. Beschrieben werden dabei Besonderheiten des Kindes im Vergleich zu anderen Kindern. Dabei geht es vor allem darum „wie" ein Kind etwas macht. Das Temperament des Kindes kann die Interaktion zwischen Kind und Bezugsperson beeinflussen und hat somit eine indirekte Einflussnahme auf die Bindungsqualität. (vgl. Lengning; Lüpschen, 2012, S. 27 - 28) Es kann Temperamentsmerkmale geben, die das Verhalten der Bezugspersonen negativ beeinflussen. Dies kann zum Beispiel der Fall sein, wenn ein Kind ununterbrochen schreit, was auf das Temperament zurückgeführt wird. Die Bezugsperson kann somit nicht immer angemessen auf das

Kind reagieren, durch Übermüdung, Erschöpfung oder auch Unsicherheit. (vgl. Ahnert, 2008, S. 187)

4.6 Fremde Situation und Bindungsmuster

Die Bindungssicherheit von Kindern kann unterschiedlich sein. Diese Unterschiede werden in verschiedenen Bindungsmustern unterteilt. Die Entwicklung der unterschiedlichen Bindungsmuster können durch das Verhalten der Bezugspersonen hervorgerufen worden sein oder auch durch die Individualität der Kinder. Die Bindungsmuster werden mit Hilfe der fremden Situation klassifiziert, welche Mary Ainsworth entwickelt hat.

Bei der fremden Situation gibt es verschiedene Phasen, die durchlaufen werden mit Kindern im Alter von 12 bis 19 Monaten. Anwesend sind das Kind, die Mutter und eine fremde Person. Dabei wird beobachtet wie sich das Kind, während verschiedener Trennungs- und Wiedervereinigungsphasen mit und ohne Mutter und mit und ohne fremde Person verhält. (vgl. Lengning; Lüpschen, 2012, S. 15 ff.)

„Sie besteht insgesamt aus 8 Episoden, die jeweils maximal 3 Minuten lang sein können." (Brisch, 2020, S. 112) Um diese im Anschluss auszuwerten wird alles auf Video aufgezeichnet. In der ersten und der zweiten Episode der fremden Situation betreten Mutter und Kind das fremde Spielzimmer. (vgl. Brisch, 2020, S.50) Nach einer kurzen Eingewöhnung beginnt das Kind sich mit den interessanten Spielsachen im Raum zu beschäftigen und diese zu erkunden. Die Mutter wird dazu aufgefordert dem Kind nur so viel Hilfestellung wie nötig zu geben. Im Regelfall sitzt sie auf einem Stuhl und beobachtet das Kind beim Spielen oder beschäftigt sich mit einer Zeitschrift o. ä.

In der dritten Episode kommt eine fremde Person in den Raum dazu. Zu Beginn spricht die fremde Person mit niemandem, erst nach zwei Minuten beginnt sie mit der Mutter eine Konversation. Die anwesenden Kinder reagieren meist mit Neugier und etwas Angst, wodurch sich die Distanz zur Mutter verringert, oder sie zeigen sich in ihrem Spielverhalten gebremster. (vgl. Brisch, 2020, S. 50) „Im zweiten Teil dieser Episode versucht die fremde Person, mit dem spielenden Kind in Kontakt zu kommen." (Brisch, 2020, S. 50) Sie versucht dann mit dem Kind zusammen zu spielen, ohne dass das Kind sein Explorationsverhalten hemmt oder von ihr gesteuert wird.

Bei der vierten Episode verlässt die Mutter dann den Raum, sobald ihr dies vorher mit einem Klopfzeichen deutlich gemacht wurde. Sie ist dazu angehalten sich nur mit wenigen Worten von ihrem Kind zu verabschieden. Diese erste Trennung soll das Bindungssystem des Kindes aktivieren und in der Regel kann man beobachten, wie das Kind seiner Mutter nachschaut, nach der Mutter ruft oder direkt zu weinen beginnt. Häufig folgt es dann auch der Mutter zur Tür. Die fremde Person, die dann noch im Raum anwesend ist, versucht dann das Kind zu trösten oder durch Spielen abzulenken, dies funktioniert mal mehr und mal weniger, manchmal sogar gar nicht.

Nach den Minuten der Trennung kehrt die Mutter zurück zu ihrem Kind und der fremden Person, dies ist die fünfte Episode. Die Mutter spricht das Kind an, nimmt es auf den Arm und tröstet es bei Bedarf. Die fremde Person verlässt währenddessen den Raum. Wenn sich das Kind wieder beruhigt hat, überlässt die Mutter dem Kind wieder das Spiel. Oft ist es auch so, dass das Kind sich von selbst wieder dem neugierigen Spiel widmet.

In der sechsten Episode kommt es zu einer zweiten dreiminütigen Trennung. Auch hier verlässt die Mutter nach einem Klopfzeichen wieder den Raum. Das Kind befindet sich dann allein im Raum. (vgl. Brisch, 2020, S. 50 - 51) „In der Regel sieht man nun eine stärkere Trennungsreaktion des Kindes mit deutlichem Bindungsverhalten, indem das Kind der Mutter nachfolgt, sie beim Namen ruft und mit deutlichem Zeichen von emotionalem Streß zu weinen beginnt." (Brisch, 2020, S. 51) Die erste Trennung hat nämlich schon dafür gesorgt, dass das Bindungssystem des Kindes aktiviert wird.

Nun kommt in der siebten Episode statt der Mutter die fremde Person in den Raum und versucht das Kind abzulenken und zu trösten. Dies geschieht im Normalfall nach drei Minuten, wenn sich das Kind allerdings zu sehr aufregt auch schon früher.

In der letzten und achten Episode kommt nach weiteren drei Minuten die Mutter zurück in den Raum, aber auch hier eventuell schon früher, wenn sich das Kind untröstlich zeigt, und nimmt das Kind auf den Arm, um es zu beruhigen. (vgl. Brisch, 2020, S. 51) „In der Regel finden die Kinder nach relativ kurzer Tröstungszeit innerhalb der folgenden drei Minuten wieder zum Spiel zurück." (Brisch, 2020, S. 51) So kann man bei Kindern verschiedene Reaktionen und Verhaltensweisen beobachten und diese klassifizieren. (vgl. Brisch, 2020, S. 51)

„Im Zuge der Bindungserfassung bei Kindern mithilfe der Fremden Situation werden drei organisierte sowie ein desorganisiertes Bindungsmuster unterschieden:

A – unsicher- vermeidendes Bindungsmuster

B – sicheres Bindungsmuster

C – unsicher – ambivalentes Bindungsmuster

D – desorganisiertes / desorientiertes Bindungsmuster" (Lengning; Lüpschen, 2012, S.20)

Bei den unsicher – vermeidend gebundenen (A) Kindern zeigt sich ein Vermeiden von Beziehungen, ein Abbrechen der Beziehungen und die Kinder suchen keine oder nur wenig Unterstützung bei ihren Bezugspersonen. Sie verleugnen häufig ihre negativen Emotionen und haben eine ausweichende Haltung ihrer Bezugsperson gegenüber. (vgl. Lengning; Lüpschen, 2012, S. 21) Hierbei hat die Bezugsperson des Kindes zwar vorhersehbar auf die Bedürfnisse des Kindes reagiert, jedoch abweisend und nicht einfühlsam. Häufig gab es verdeckte Ablehnungen und Zurückweisungen der Bezugsperson auf die Bindungssignale der Kinder. Somit lehnt das Kind sein Bedürfnis nach Schutz und Zuwendung ab. Bei Trennungen reagieren sie äußerlich kaum auf die Situation, innerlich sind sie allerdings sehr gestresst. Gefühle nach Nähe und Schutz werden zunehmend unterdrückt. Häufig schauen die Kinder ihre Mutter nur dann an, wenn diese gerade nicht zu dem Kind schaut, und wenden ihren Blick sofort ab, wenn die Mutter zum Kind blickt. So wird selbst die Kommunikation durch Blickkontakt abgewehrt. Das Explorationsverhalten wird in den Vordergrund gestellt, was auch Kosten des Bindungsverhaltens geschieht. Insgesamt wirkt somit nicht die Trennung für diese Kinder bedrohlich, sondern die Nähe zur Bezugsperson. (vgl. Frick Tanner; Tanner-Frick, 2016, S. 74)

Kinder, die sicher gebunden sind (B), zeigen offensichtlich ihren Wunsch nach Nähe und Bindung, sie sind beziehungsorientiert und suchen bei stressigen Situationen die Unterstützung ihrer Bezugsperson. Sie können ihre Emotionen offen zeigen und haben auch einen guten Zugang zu diesen. Sie suchen von sich aus Körperkontakt zur Bezugsperson. (vgl. Lengning; Lüpschen, 2012, S. 21) Das Kind entwickelt eine Sicherheit, welches ihm erlaubt, seine Umwelt ohne Ängste und Bedrohungen erkunden zu können. Diese Art von Bindung ist die beste Voraussetzung für eine neugierige Haltung zur Erkundung der Umwelt. Zudem ist das Kind dann auch an neuen Kontakten, sowohl zu Menschen als auch zu Tieren, interessiert. Due Bezugspersonen haben hierbei stets zugewandt und einfühlend auf die Bedürfnisse des Kindes reagiert. Die Reaktionen waren dann auch vorhersehbar für das Kind, sodass es seine Umwelt als sicher und schutzgebend empfinden kann. (vgl. Frick Tanner; Tanner-Frick, 2016, S. 73 - 74)

Unsicher – ambivalent gebundene Kinder (C) zeigen vermehrtes Bindungsverhalten, indem sie ständig die Aufmerksamkeit der Bezugsperson suchen. Ihr Bindungsverhalten ist häufig widersprüchlich und nicht ganz klar. Auf der einen Seite suchen sie Kontakt, andererseits widersetzen sie sich auch diesem. Sie neigen dazu ihre negativen Emotionen manchmal zu verleugnen. (vgl. Lengning; Lüpschen, 2012, S. 21) Dabei hat die Bezugsperson überwiegend unachtsam und nicht kontinuierlich auf Bedürfnisse des Kindes reagiert. Das Kind ist daher nicht in der Lage seine eigenen emotionalen Bedürfnisse nach Schutz und Sicherheit einzuordnen. Dadurch bringt es diese übermäßig oder auch kaum zum Ausdruck.

Es ist nicht mehr in der Lage seine Umwelt zu erkunden, da es durch das widersprüchliche Verhalten der Bezugsperson verwirrt und unsicher ist. In neuen Situationen ist es stark auf seine Bezugsperson fokussiert – in ständiger Angst diese zu verlieren. Wenn die Bezugsperson versucht das Kind zu beruhigen kann es unterschiedlich reagieren, entweder klammert es sich an die Bezugsperson oder reagiert mit trotzig, wütender Ablehnung oder zieht sich vor Verzweiflung zurück. Schon durch kleine Verunsicherungen des Kindes wird das Bindungssystem sehr stark aktiviert, worunter das Explorationsverhalten leidet. Sie suchen zum einen die Nähe der Bezugsperson, weisen diese aber auch gleichzeitig mit Ärger zurück. Kinder mit einem unsicher – ambivalenten Bindungsmuster erfahren meist Belastungen durch die Probleme, Ängste und Konflikte der Bezugsperson, sowie durch das nicht erkunden und auseinandersetzen können mit der Umwelt. (vgl. Frick Tanner; Tanner-Frick, 2016, S. 74-75)

Kinder mit desorganisiertem Bindungsmuster (D) zeigen kein klar definierbares Bindungsverhalten und können somit keinem Bindungsmuster zugeschrieben werden. Infolgedessen können diese Kinder keine eindeutige Bindungsstrategie für sich entwickeln. Das desorganisierte Verhalten stellt dabei eine Unterbrechung von organisiertem Verhalten dar. (vgl. Lengning; Lüpschen, 2012, S. 20 ff.) Bei den Kindern treten widersprüchliche Verhaltensweisen auf, sie unterbrechen ihre bisherige Strategie, sie schwanken zwischen erkundendem und Nähe suchendem Verhalten oder vermeidendem Verhalten, indem sie den Kopf abwenden aber zeitgleich Nähe oder Trost suchen. Somit gelingt den Kindern weder das Trost suchen noch die Vermeidung. Die Kinder werden häufig von ihrer Bezugsperson vernachlässigt, misshandelt oder sexuell missbraucht. Sie erleben daher keine sichere Basis für Bindung. Das desorganisierte Verhalten wird dabei eher von der Anwesenheit der Bezugsperson bestimmt, nicht durch die Trennung dieser. Daraus resultiert eine Zwangslage für das Kind, da es durch die notwendige Annäherung in Angst gerät und somit seine Bindungsverhaltensstrategie zusammenbricht. Kinder mit desorganisiertem Bindungsverhalten reagieren oft mit depressivem, aggressivem, traurigem und impulsivem Verhalten, da sie das Vertrauen in ihre Umgebung verloren haben. Durch diese Verhaltensweisen fallen sie in Gruppensituationen besonders auf. (vgl. Frick Tanner; Tanner-Frick, 2016, S. 75 - 76)

Abschließend ist noch zu erwähnen, dass das unsicher - vermeidende und das unsicher - ambivalente Bindungsmuster keine pathologischen Merkmale aufweisen, sondern als normale Muster zählen. Jedoch kann das desorganisierte Bindungsmuster den Beginn eines pathologischen Verhaltens darstellen. (vgl. Lengning; Lüpschen, 2012, S. 70)

4.7 Klassifikation von Bindungsmustern im Kindes- und im Jugendalter

Bei Kindern im Alter von sechs bis zehn Jahren gibt es zwei Verfahren, die der Erfassung des Bindungstyps dienen.

Es gibt einmal, ähnlich wie bei der fremden Situation, eine Beobachtung des kindlichen Verhaltens bei Trennungen und Wiedervereinigung. Der Unterscheid zur fremden Situation ist allerdings, dass die Trennung eine Stunde andauert.

Sicher gebundene Kinder zeigen sich bei der Wiedervereinigung entspannt und treten schnell in Kontakt mit der Bezugsperson.

Unsicher – vermeidend gebundene Kinder vermeiden die Kontaktaufnahme und ignorieren die Versuche der Bezugsperson mit ihm zu kommunizieren.

Unsicher – ambivalent gebundene Kinder zeigen bei der Wiedervereinigung übertriebene Emotionen mit gleichzeitiger Zurückweisung der Bezugsperson.

Desorganisiert gebundene Kinder zeigen sich bei der Wiedervereinigung entweder kontrollierend und geben der Bezugsperson Anweisungen, oder überfreundlich, indem sie sich um die Bezugsperson kümmern oder zeigen kein eindeutiges Verhalten. (vgl. Jungmann; Reichenbach, 2009, S. 30)

Das andere Verfahren zur Erfassung des Bindungstyps von Kindern erfolgt über den sogenannten „Separation Anxiety Test" (SAT). Hierbei werden Kindern Bilder gezeigt, die ihre Bindungsrepräsentationen aktivieren sollen. (vgl. Jungmann; Reichenbach, 2009, S. 30)

„Die Aufgabe des Kindes besteht darin, zu erzählen, wie sich das jeweils abgebildete Kind in der dargestellten Situation fühlen könnte und wie die Geschichte wohl ausgehen wird." (Jungmann; Reichenbach, 2009, S. 30) Dabei unterscheiden sich die Geschichten der Kinder in Bezug auf Katastrophenfantasien und der Organisation und Struktur des Erzählten bei den jeweiligen Bindungsmustern. (vgl. Jungmann; Reichenbach, 2009, S. 30)

Bei Jugendlichen wird der Bindungstyp mithilfe von dem „Adult-Attachment-Interview" (AAT) erfasst, dieser wird auch bei Erwachsenen angewandt. Die Jugendlichen werden dabei über die in der Kindheit erlebte Beziehung zu den Eltern befragt und über ihre Bewertung der Beziehung aus heutiger Sicht. Die Befragung dauert in etwa eine Stunde. (vgl. Jungmann; Reichenbach, 2009, S. 30 - 31)

„Die Hauptkriterien für die Klassifikation sind der erkennbare logische Zusammenhang und die Nachvollziehbarkeit in den Erzählungen (Kohärenz), die Integration und die Reflexion eigener Bindungserfahrungen und die Wertschätzung der Bindung und der Beziehung zu den Eltern." (Jungmann; Reichenbach, 2009, S. 31)

Sicher gebundene Jugendliche sind in ihren Schilderungen klar, vollständig, angemessen und äußern sich verständlich. Sie sind ebenso in der Lage negative Beziehungserfahrungen mit einzubeziehen und können diese angemessen bewerten. Aus den Erzählungen der Jugendlichen wird eine Wertschätzung von Bindung und Beziehung zu den Eltern deutlich. (vgl. Jungmann; Reichenbach, 2009, S. 31) „Unabhängig von positiven oder negativen Kindheitserfahrungen haben sicher-autonom gebundene Jugendliche und Erwachsene leichten Zugang zu ihren Bindungserfahrungen und schildern diese offen und frei, manchmal auch versöhnlich oder humorvoll, in jedem Fall aber kohärent." (Jungmann; Reichenbach, 2009, S. 31)

Bei unsicher – vermeidend gebundenen Jugendlichen haben die Erzählungen häufig keinen Zusammenhang. Die Bezugsperson wird einerseits idealisiert und anderseits treten Erinnerungslücken auf. Man könnte dies auf elterliche Zurückweisung zurückführen, dabei wird die Bindung und die Beziehung zu den Eltern oft abgewertet. (vgl. Jungmann; Reichenbach, 2009, S. 31 - 32) „Jugendliche und Erwachsene mit distanzierter Bindungsrepräsentation leugnen oder bagatellisieren den Einfluss von Beziehungen auf ihre Entwicklung auch häufig. Demgegenüber betonen sie ihre eigene Stärke und emotionale Unabhängigkeit." (Jungmann; Reichenbach, 2009, S. 32)

Die Äußerungen von unsicher – ambivalent gebundenen Jugendlichen sind ebenso ohne Zusammenhang und unlogisch. Sie äußern widersprüchliche Bewertungen der eigenen Bindungsgeschichte und äußern Ärger gegenüber ihrer Bezugsperson oder zeigen eine gewisse Passivität. (vgl. Jungmann; Reichenbach, 2009, S. 32) „So agieren sie häufig sprachlich entweder aktuellen Ärger gegenüber ihren Eltern aus oder sind ungünstigen Erinnerungen hilflos und passiv ausgesetzt, ohne ihr eigenes Selbst abgrenzen zu können. (Jungmann; Reichenbach, 2009, S. 32)

Jugendliche mit einem desorganisierten Bindungsmuster äußern sich widersprüchlich und auch hier wieder ohne Zusammenhang. Ihre Schilderungen zeigen Auffälligkeiten, wie Gedankenfetzen, nicht passende Einschübe und extreme Emotionen in der Stimme bei eher simplen Aussagen. Sie können Verhaltensweisen von den anderen Bindungstypen aufweisen, diese zeigen sich dann aber im Wechsel und weisen keinerlei Struktur auf. (vgl. Jungmann; Reichenbach, 2009, S. 32)

Abschließend zu der Klassifikation sollte erwähnt werden, dass nur speziell geschulte Psychologen mit einer klinisch – psychologischen Ausbildung diese Tests durchführen sollten. (vgl. Jungmann; Reichenbach, 2009, S. 32)

5. Bindungsstörungen

Die Autorin dieses Buches bezieht sich auf die Bindungsstörungen, die laut ICD-10, der internationalen Klassifikationen psychischer Störungen von der Weltgesundheitsorganisation beschrieben werden und auch auf die dargestellten Bindungsstörungen von Karl-Heinz Brisch, einem deutschen Kinder- und Jugendlichen- Psychiater und Psychotherapeuten und Psychoanalytiker für Kinder, Jugendliche, Erwachsene und Gruppen.

5.1 Bindungsstörungen nach ICD-10

Die Weltgesundheitsorganisation beschreibt zwei Bindungsstörungen: die reaktive Bindungsstörung des Kindesalters (F94.1) und die Bindungsstörung des Kindesalters mit Enthemmung (F94.2). Diese beiden Bindungsstörungen werden im Folgenden erläutert.

Beginnend mit der reaktiven Bindungsstörung des Kindesalters.

Bei dieser Bindungsstörung zeigen die Kinder andauernde Auffälligkeiten in Bezug auf soziale Beziehungen. Zudem ist diese Bindungsstörung von einer emotionalen Störung begleitet. „Häufig kommen Furchtsamkeit und Übervorsichtigkeit, die auf Zuspruch nicht ansprechen, vor; geringe soziale Kontakte mit Gleichaltrigen sind typisch, sowie gegen sich selbst und andere gerichtete Aggressionen und Unglücklichsein." (ICD-10, Weltgesundheitsorganisation, 2008, S. 335 - 336) Dieses Verhalten tritt gehäuft im Kleinkindalter oder bei jungen Kindern auf, meist vor dem fünften Lebensjahr. Von dem Verhalten geprägt sind eine mangelnde Anpassung und stark widersprüchliche oder ambivalente soziale Reaktionen bei Verabschiedungen oder beim Wiedersehen, vor allem hierbei werden diese dann genauer deutlich. Die Reaktionen auf Zuspruch von Bezugspersonen kann unterschiedlich ausfallen durch Annäherung, Vermeidung und Widerstand, bzw. ist es eine Mischung aus diesen Reaktionen. (vgl. ICD-10, Weltgesundheitsorganisation, 2008, S. 336)

Bei der Bindungsstörung des Kindesalters mit Enthemmung handelt es sich um eine Störung, die in den ersten fünf Lebensjahren auftritt und sich etwa im Alter von zwei Jahren, durch klammerndes und diffusem nichtselektivem Bindungsverhalten, deutlich zeigt. Das diffuse Bindungsverhalten bleibt im Alter von vier Jahren bestehen, jedoch wird das klammernde Verhalten dann oft von wahllos freundlichem und durch die Suche nach Aufmerksamkeit ersetzt. Im späteren Verlauf können die betroffenen Kinder auch selektive Bindungen entwickeln, mit gleichaltrigen Kindern finden weniger Interaktionen statt als im Allgemeinen und das aufmerksamkeitssuchende Verhalten bleibt nach wie vor bestehen. Zudem können auch begleitende emotionale Störungen oder auch Verhaltensstörungen vorkommen. Diese Form der Bindungsstörung, auch in Begleitung von anderen Störungen wurden häufig bei Kindern diagnostiziert, die vom Kleinkindalter ab an in Institutionen aufgewachsen sind. (vgl. ICD-10, Weltgesundheitsorganisation, 2008, S. 336)

5.2 Bindungsstörungen nach Brisch

Karl- Heinz Brisch beschreibt verschiedene Bindungsstörungen, da es seiner Ansicht nach nicht genügend Klassifikationssysteme von Bindungsstörungen gibt. Daher hat er die folgenden Ansätze beschrieben, um somit Bindungsstörungen differenzierter und diagnostisch erfassbarer zu machen. (vgl. Brisch, 2020, S. 101) Im Folgenden werden nun die verschiedenen Bindungsstörungen laut Karl- Heinz Brisch beschrieben.

Beginnend mit keinem Anzeichen von Bindungsverhalten. „Kinder in dieser Kategorie fallen dadurch auf, daß sie überhaupt kein Bindungsverhalten gegenüber einer Bezugsperson zeigen." (Brisch, 2020, S. 102) Auch in Bedrohungssituationen wird sich nicht an eine Bezugsperson gewandt, normalerweise löst aber eine Bedrohungssituation Bindungsverhalten aus, also z.B. das Suchen nach Nähe. Bei Trennungssituationen zeigen die betroffenen Kinder keinen Protest, wenn dann nur undifferenziert. Auch wenn Bindungsverhalten gezeigt wird, gibt es keine konkrete Bezugsperson, die bevorzugt wird. Dieses Verhalten kommt allerdings auch nur selten vor. Es ist wichtig, dass man diese Klassifikation von Bindungsstörung erst nach dem achten Lebensmonat in Betracht ziehen sollte, da man mit acht Monaten erst eine ausgeprägte Differenzierung und Bevorzugung einer konkreten Bezugsperson erwarten kann. Aufgefallen bei dieser Bindungsstörung ist auch, dass es nie eine konstante und verlässliche Bindung gegeben hat und auch keine unsichere aufgebaut werden konnte. Somit gab es keine Bindungsperson, die ihnen Schutz bieten konnten bei Angst oder Bedrohungssituationen und keine, die als Ort der Sicherheit dienen konnten. Diese Art der Bindungsstörung zeigte sich teilweise bei Kindern, die im Heim aufgewachsen sind, die schon früh vielfältige Abbrüche und Wechsel von Beziehungen erlebt haben oder in vielen verschiedenen Pflegestellen großgeworden sind. (vgl. Brisch, 2020, S. 103)

Als nächstes wird undifferenziertes Bindungsverhalten laut Karl- Heinz Brisch beschrieben. Bei dieser Bindungsstörung verhalten sich die Kinder meist freundlich gegenüber allen Personen, ob sie diese kennen oder ihnen diese komplett fremd sind, macht dabei keinen Unterschied. Es gibt keinerlei Zurückhaltung gegenüber fremden Personen. In für sie belastenden und stressigen Situationen möchten diese Kinder Aufmerksamkeit und getröstet werden, wenden sich dabei aber an jede beliebige Person, auch wenn diese völlig fremd ist. Meist handelt es sich um Personen, die sich gerade in ihrer Nähe befinden. Wenn die Bezugsperson versucht dieses Kind zu trösten gelingt dies eher selten. Es gibt noch eine andere Variante dieser Bindungsstörung, die auch als Unfall-Risiko-Typ bezeichnet wird. Oft sind diese Kinder in Unfälle verwickelt oder zeigen selbstgefährdendes und selbstverletzendes Verhalten. Häufig stellt sich dabei heraus, dass Unfälle durch ihr eigenes risikoreiches Verhalten selbst hervorgerufen werden. Bei diesen Kindern fällt auf, dass sie es einfach unterlassen oder auch vergessen sich bei ihrer Bezugsperson rückzuversichern. Kinder mit dieser Bindungsstörung zeigen eine scheinbare Getriebenheit, da sie sich trotz der schmerzvollen Erfahrungen, immer wieder in solche Situationen bringen. Wie auch schon bei der ersten Bindungsstörung, zeigen sich diese beiden Varianten der Bindungsstörung auch bei Kindern, die entweder im Heim oder bei Pflegeeltern aufgewachsen sind oder bei einem häufigen Wechsel der Bezugspersonen und bei vernachlässigten Kindern. (vgl. Brisch, 2020, S. 103 - 104)

Folgend wird das übersteigerte Bindungsverhalten beschrieben. Kinder mit dieser Bindungsstörung fallen häufig durch extremes Klammern auf. Sie zeigen sie sich nur entspannt und beruhigt, wenn sie Nähe zu ihrer Bezugsperson haben. In ihnen unbekannten und neuen Situationen reagieren sie mit extremer Angst und suchen körperliche Nähe zur Bezugsperson und möchten auch noch in einem höheren Alter auf den Arm genommen werden. Bei der Trennung von der Bezugsperson reagieren sie mit extremem Stress und sind nicht zu beruhigen. Auch bei einer kurzzeitigen Trennung reagieren sie mit großem Widerstand und machen so eine Trennung meist nicht möglich. So kommt es häufig vor, dass die Bezugsperson eine Trennung versucht zu vermeiden, da die heftige Reaktion des Kindes zu erwarten ist. Besonders bei Müttern mit extremen Verlustängsten oder bei Müttern, die unter einer Angststörung leiden, beobachtet man diese Bindungsstörung bei Kindern. Kinder im Vorschul- oder Schulalter zeigen sich fast nur in direkter Nähe zur Bindungsperson beruhigt und erkunden ihre Umgebung kaum. Oft kommt es dadurch vor, dass diese Kinder gar nicht erst den Kindergarten oder die Schule besuchen und auch keinerlei Kontakte außerhalb der Familie haben. (vgl. Brisch, 2020, S. 105 - 106) „Bei diesem Typ der Bindungsstörung ist die Angst der Kinder vor Trennung und Verlust der Bindungsperson generalisiert und gleicht eher Panikanfällen mit ständiger Suche nach Nähe und Körperkontakt (>>Klammern<<), selbst bei Kindern in höherem Alter. (Brisch, 2020, S. 106)

Bei der nächsten Bindungsstörung geht es um das gehemmte Bindungsverhalten. Diese Kinder zeigen kaum eine Reaktion bei Trennung von der Bezugsperson. Wenn sie eine Reaktion zeigen, dann nur in geringem Maße und häufig ist diese Reaktion dann Widerstand. Ihr Bindungsverhalten wirkt daher gehemmt und sei laut Brisch (2020) vergleichbar mit der ICD-10 Diagnose F94.1. Anforderungen durch die Bezugsperson erledigen sie häufig umgehend und ohne Widerworte, dadurch fällt eine übertriebene Anpassung auf. Es kommt oft vor, dass sich Kinder mit dieser Bindungsstörung gegenüber fremden Personen besser öffnen und über ihre Gefühle sprechen können, wenn die Bezugsperson nicht anwesend ist. Die Kinder haben meist körperliche Gewalt innerhalb ihrer Familie oder von der Bezugsperson ausgeübte Gewalt erlebt. Daher äußern diese Kinder ihre Bindungswünsche nur vorsichtig und zurückhaltend, da sie immer Angst haben müssen, dass ihnen Gewalt droht. (vgl. Brisch, 2020, S. 106)

Als nächstes geht es um das aggressive Bindungsverhalten. „Kinder mit dieser Bindungsstörung gestalten ihre Bindungsbeziehungen vorzugsweise durch körperliche und/oder verbale Aggressionen. Auf diese Weise bringen sie ihren eindeutigen Wunsch nach Nähe gegenüber ihrer Bindungsperson zum Ausdruck." (Brisch, 2020, S. 107) Meist fallen diese Kinder durch

Störungen in Kindergarten und Schule auf. Kinder und Jugendliche zeigen sich beruhigter und weniger aggressiv, wenn sich eine Bindung entwickelt. Allerdings ist dies nicht häufig der Fall, da sie häufig Ablehnung durch ihr aggressives Auftreten erfahren und ihre Bindungswünsche nicht erkannt werden. Die Zurückweisung von den Bindungswünschen des Kindes führen zu diesen Aggressionen. So führt es dann dazu, wenn eine Frustration durch nicht Erfüllen des Bindungswunsches, Angst entsteht, dass sich keine Bindung entwickelt oder eine vorhandene Bindung verloren geht, bis hin zum Kampf um die Bindung. (vgl. Brisch, 2020, S. 107)

Eine weitere Bindungsstörung ist das Bindungsverhalten mit Rollenumkehrung. Hier zeigt sich eine Rollenumkehr beim Bindungsverhalten. Das Kind zeigt sich übermäßig fürsorglich gegenüber seiner Bezugsperson und übernimmt die Verantwortung für diese. Es unterbricht sein Erkunden der Umwelt oder gibt es freiwillig auf, sobald die Bezugsperson hilfsbedürftig erscheint oder Unterstützung fordert. Es hat somit eine Umkehrung des Bindungsverhaltens stattgefunden. In bekannten und auch unbekannten Situationen und Umgebungen ist das Kind fokussiert darauf in der Nähe der Bezugsperson zu bleiben. Es verhält sich der Bezugsperson gegenüber immer freundlich, scheint sehr besorgt, um das Wohlergehen zu sein und ist sehr feinfühlig bis hin zu kontrollierend der Bezugsperson gegenüber. Kinder mit dieser Bindungsstörung haben Angst ihre Bezugsperson tatsächlich zu verlieren und übertragen ihr Bindungsverhalten der Rollenumkehr auf die verbleibende Bezugsperson, wenn sie tatsächlich ihre Bezugsperson verlieren. (Brisch, 2020, S. 108)

Die nächste Bindungsstörung ist die Bindungsstörung mit Suchtverhalten. Dieses Suchtverhalten entsteht, wenn die Bezugsperson schon im Säuglingsalter den Wunsch nach Nähe nicht durch Körperkontakt stillt, sondern durch beispielsweise Essensangebote. Schon früh wird hierdurch erlernt, dass der Stress reduziert wird, obwohl der eigentliche Wunsch nach Geborgenheit und Nähe noch nicht befriedigt ist. Somit fordert der Säugling erneut auf, körperliche Nähe zu erhalten, wird aber eventuell wiederholt nur mit Nahrung versorgt. So kann es dann schnell passieren, dass eine Esssucht entwickelt wird. Über die Jahre kann sich die Sucht dann auch verändern und andere Süchte entstehen, die kurzzeitig den Stress reduzieren. Das Suchtmittel bietet hierbei den Vorteil, dass es meist schnell zur Verfügung steht, dabei stellt es nur einen Ersatz für eine echte Bindungsperson dar. (vgl. Brisch, 2020, S. 108 - 109)

Die letzte beschriebene Bindungsstörung ist die psychosomatische Symptomatik. Hierbei können sich gestörte Bindungen durch die Entwicklung von psychosomatischen Symptomen zeigen. „Infolge emotionaler und körperlicher Verwahrlosung kann es etwa zu einer Wachstumsretardierung kommen. Bei einer ausgeprägt emotional vermeidenden bis distanzierten Haltung der Bindungsperson gegenüber ihrem Kind kann sich trotz ausreichender körperlicher Pflege das Körperwachstum verlangsamen oder zum Stillstand kommen. (Brisch, 2020, S. 109 - 110)

Die Bezugsperson reagiert aufgrund verschiedener Ursachen ängstlich oder paranoid mit häufigem Wechsel, mit Rückzug oder damit emotional nicht für das Kind oder den Säugling verfügbar zu sein. Dies kann bei dem Säugling oder dem Kind zu Verwirrung bis hin zu extremer Angst führen. So kommt es häufig zu einer immer weiter angespannten Eltern-Kind-Beziehung, sodass sich die Symptomatik noch weiter verstärken kann. Im Kindes- und Jugendalter kann diese Symptomatik ebenfalls beobachtet werden, es kommt dann beispielsweise zu Essstörungen, Einnässen und Schlafstörungen. (vgl. Brisch, 2020, S. 110 - 111)

5.3 Ursachen von Bindungsstörungen

Bindungsstörungen entstehen meist dann, wenn keine Bindungsbeziehung innerhalb der ersten fünf Lebensjahre aufgebaut werden kann und sich Schwierigkeiten ergeben bei dem Aufbau von neuen Beziehungen und in sozialen Interaktionen. Bei allen Bindungsstörungen zeigte sich, dass auf die frühen emotionalen Bedürfnisse nach Nähe und Schutz bei Bedrohungen oder angsteinflößenden Situationen, und die damit einhergehende Aktivierung des Bindungsverhaltenssystems, nicht ausreichend, unangemessen oder widersprüchlich reagiert wurden. (vgl. Slangen, 2018, S. 31)

Bindungsstörungen können unterschiedlich in Erscheinung treten. Vor allem Kinder, die Traumata erlebt haben sind gefährdet was die Entwicklung einer Bindungsstörung angeht. (vgl. Slangen, 2018, S. 31) „Dies kann psychischer Missbrauch oder Vernachlässigung sein (brutale Bestrafung, ständiges Ausbleiben von Reaktionen auf kindliche Annäherungsversuche oder grob unangebrachtes elterliches Verhalten) oder körperliche Misshandlung oder Vernachlässigung (andauernde Missachtung der grundlegenden körperlichen Bedürfnisse des Kindes, wiederholte vorsätzliche Verletzungen oder unzureichende Nahrungsversorgung)." (ICD-10, Weltgesundheitsorganisation, 2008, S. 337) Diese gelten allerdings nicht als grundlegendes Kriterium für eine Diagnose, denn nicht allen Kindern mit solchen Erfahrungen weisen im Nachhinein eine Störung auf. (vgl. ICD-10, Weltgesundheitsorganisation, 2008, S. 337)

Ein weiteres einschneidendes Erlebnis des Kindes kann sein, wenn es wiederholte Trennungen von Bezugspersonen durch Tod, Unfälle und Suizid gibt. Diese traumatischen Erlebnisse wirken sich negativ auf die Entwicklung des Kindes aus und geben einer Entwicklung von einer sicheren Bindung keinerlei Chance, vor allem dann, wenn das Trauma durch die Bezugsperson entsteht oder diese durch die Bezugsperson ausgeübt wurde. Gerade das Aufwachsen in belasteten Familienverhältnissen bringt viele Risiken mit sich, wodurch eine gesunde Entwicklung gefährdet wird. Häufig zeigen sich Bindungsstörungen bei Kindern, in deren Vorgeschichte eine mangelnde Kontinuität der Bezugsperson oder einen mehrfachen Wechsel in der Platzierung des Kindes, z.B. Unterbringung in Institutionen und Pflegefamilien gegeben ist. (vgl. Slangen, 2018, S. 31)

5.4 Diagnostik von Bindungsstörungen

Zur Diagnostik gehören verschiedene Möglichkeiten, um auch das Bindungsverhalten und die Bindungsrepräsentationen zu messen. Es wird mit Hilfe von Videoaufzeichnungen oder Mikroanalysen die Eltern-Kind-Interaktion bewertet und beobachtet, sodass Störungen hierbei diagnostiziert werden können. (vgl. Brisch, 2020, S. 112) „Situationen der Interaktion wie Wickeln, Spielen, Füttern bieten sich für Mutter- bzw. Vater-Kind-Aufnahmen an, die anschließend einer diagnostischen Analyse unterzogen werden." (Brisch, 2020, S.112) Dabei geht es vor allem um die Feinfühligkeit der Eltern. „Die Diagnostik der elterlichen Feinfühligkeit nach der Skala von Ainsworth (2003) ist eine qualitative Einschätzung, die bei Bedarf durch mikroanalytische Methoden ergänzt werden kann." (Brisch, 2020, S. 112) So kann dann die Interaktion sowohl des Kindes als auch der Eltern analysiert und untersucht werden im Blick auf die Mimik, Gestik, Berührung, Augen – und Blickkontakte. „Störungen der Feinfühligkeit und der Interaktion sind Vorläufer von Bindungsstörungen und deuten sich bereits in der Beobachtung der frühen Eltern-Kind-Interaktion an." (Brisch, 2020, S. 112)

Die Bindungsentwicklung und dessen Qualität kann mit Hilfe der fremden Situation, die Mary Ainsworth entwickelt hat (wie bereits in 4.5 beschrieben), analysiert werden. „Diese Einschätzung dient als Grundlage für ein qualitatives und quantitatives Rating der Bindungsverhaltensweisen." (Brisch, 2020, S. 112) Die fremde Situation kann helfen klinische Auffälligkeiten zu beurteilen und zu überprüfen. (vgl. Brisch, 2020, S. 113)

„Der diagnostische Prozeß umfaßt immer eine ausführliche Anamnese über die Art, die Dauer, den Beginn, die Ausprägung, Variationen, Kontextbedingungen des Verhaltens, eine Verhaltensbeobachtung mit verschiedenen Bindungspersonen in explorativen (etwas gemeinsamen Spiel) und in bindungsspezifischen Kontexten (etwa in einer Trennungssituation) und – wenn möglich – die diagnostische Abklärung kindlicher Traumatisierungen." (Brisch, 2020, S.113)

Bei der Diagnostik von Bindungsstörungen ist es auch wichtig eine körperliche Untersuchung durchzuführen, damit körperliche Erkrankungen als Ursache für Verhaltensauffälligkeiten ausgeschlossen werden können. Denn eine neurologische Behinderung oder eine Stoffwechselstörung können zu einem Verhalten führen, welches auch Kinder mit einer Bindungsstörung zeigen. (vgl. Brisch, 2020. S. 113)

Die Diagnose von einer Bindungsstörung kann schon ab zwölf Monaten bei einem Kind als Verdachtsdiagnose gestellt werden. Ein Kind kann nämlich dann schon bindungsgestörtes Verhalten in Situationen, in denen es Angst hat, zeigen. Daraus werden weitere Beobachtungen und Untersuchungen des Kindes im zweiten Lebensjahr notwendig. Da es kein konkretes Messinstrument für Bindungsstörungen gibt, bleibt diese eine klinische Diagnose. (vgl. Brisch, 2020. S. 113)

6. Beispiele aus der bindungsorientierten tiergestützten Intervention

Bei der Psychotherapie von Bindungsstörungen gibt es folgende Ziele: den Aufbau von Vertrauen, das Selbstwerterleben, die Verbesserung von Bindung und Beziehung, die Verbesserung von sozialen Interaktionen und die Verbesserung der Impulskontrolle. Die Therapie von Bindungsstörungen verläuft häufig über einen längeren Zeitraum, wo es vor allem darum geht korrigierende Bindungserfahrungen zu machen. (vgl. Ladner; Brandenberger, 2020, S. 57 - 58)

In diesem Kapitel soll es vor allem darum gehen, wie das Tier die Arbeit bei Bindungsstörungen unterstützen kann und welche Wirkungen es mit sich bringt.

6.1 Bindungsaspekte im Umgang mit Tieren

In diesem Punkt geht es um die Übertragung der Bindungsmuster auf Tiere, bzw. wie Kinder sich in Bezug auf ihre Bindungsmuster gegenüber Tieren verhalten. Das Verhalten und der therapeutische Ansatz mit Tieren wird mit Fallbeispielen verdeutlicht dargestellt.

„Sicher gebundene Kinder begegnen den Tieren mit Empathie, Freude, Respekt und Wertschätzung." (Frick Tanner; Tanner-Frick, 2016, S. 76) Den Kindern ist es möglich auf die Bedürfnisse der Tiere einzugehen, sie zeigen sich ihnen gegenüber neugierig, offen und entdeckungsfreudig. Daher können Tiere die Entwicklung der Kinder positiv beeinflussen, vor allem in Bezug auf die Empathiefähigkeit. (vgl. Frick Tanner; Tanner-Frick, 2016, S. 76)

„Sie vermitteln den Kindern bereits durch ihr Dasein Sicherheit, Geborgenheit und Akzeptanz." (Frick Tanner; Tanner-Frick, 2016, S. 76) Daher sind Tiere häufig verständnisvolle und verlässliche Begleiter. (vgl. Frick Tanner; Tanner-Frick, 2016, S. 76)

Unsicher - vermeidend gebundene Kinder lehnen nahe Bindungen eher ab oder entwerten diese, Trennungen begegnen sie häufig mit wenig Protest und eine Rückkehr wird kaum Anerkennung beigemessen, ähnlich sieht es da bei den Tieren aus: „Gegenüber den Tieren zeigen diese Kinder in unserer psychotherapeutischen Praxis ähnliche Bindungsqualitäten: Sie möchten nicht, dass die Tiere ihnen zu nahe kommen, und lehnen körperliche und sinnliche Berührungen mit den Tieren eher ab." (Frick Tanner; Tanner-Frick, 2016, S. 76 - 77)

Es ist zudem möglich, dass die Tiere abgewertet werden, da durch sie Gefühle, die verdeckt waren, geweckt werden können. In therapeutischen Settings kommt es dadurch oft vor, dass Gefühle und Ängste durch den Kontakt mit dem Tier sichtbar werden. (vgl. Frick Tanner; Tanner-Frick, 2016, S. 77 - 78)

In einem Fallbeispiel von Frick Tanner und Tanner-Frick geht es um ein Mädchen, die ein unsicher – vermeidendes Bindungsmuster aufzeigt. Sie zeigte sich bei der Kontaktaufnahme von der Katze, die sie freudig begrüßte, irritiert und ängstlich, zog sich schnell zurück und hielt

Distanz. So wurden hier ihre Berührungs- und Kontaktängste sichtbar. Anders war es bei den Wellensittichen, die das Mädchen durch ihre lebensfrohe Art ansprachen. Sie waren in einem Käfig und konnten dem Mädchen somit nicht zu nahekommen und lösten somit keine Ängste bei ihr aus. So konnten dann Übertragungen auf das Mädchen stattfinden, die sich selbst einen sicheren Ort vorstellte und somit weiter mit ihr an ihren Ängsten gearbeitet werden konnte. (vgl. Frick Tanner; Tanner-Frick, 2016, S. 78 - 79)

Unsicher – ambivalent gebundene Kinder zeigen sich im Bindungsverhalten wechselseitig, einerseits reagieren sie mit starken Gefühlen auf eine Trennung, auf der anderen Seite wiederum mit Wut oder auch Klammern bei der Rückkehr der Bezugsperson, damit sie ihre Trennungsängste verbergen können. Dieses Verhalten zeigt sich ebenso bei den Tieren: „Ähnlich zwiespältige Bindungsqualitäten entwickeln diese Kinder auch gegenüber den Tieren: Sie können Tiere kaum als eigenständige Lebewesen respektieren, sondern möchten sie je nach ihren eigenen Bedürfnissen und Befinden manipulieren und kontrollieren. Ihre Sehnsucht nach Nähe kann die Tiere << erdrücken >> und gefährden." (Frick Tanner; Tanner-Frick, 2016, S. 77)

In einem Fallbeispiel von Frick Tanner und Tanner-Frick geht es um einen Jungen, der ein unsicher – ambivalentes Bindungsmuster zeigte. Er suchte einerseits Nähe und Zuwendung, wandte sich aber gleichzeitig von dieser ab und wies ebenso Hilfestellung ab. Der Junge war ein begeisterter Hundefan und brachte viel Wissen über das Verhalten von Hunden mit. Er interessierte sich sehr für den Hund, wirkte bei Spaziergängen fröhlich und gelöst und auf den Hund bezogen. Der Junge suchte körperliche Nähe zu dem Hund, wich allerdings sofort zurück, wenn der Hund eigene und spontane Kontakte erzeugte. Er war nicht in der Lage diese einzuordnen oder auf diese einzugehen. Bei den freifliegenden Wellensittichen in einem anderen Raum war es so, dass der Junge diese einfangen und streicheln wollte. Der Junge benötigte klar strukturierte und therapeutische Unterstützung, die dabei helfen, ihn und die Tiere zu schützen. Ein solches Verhalten zeigte sich auch bei den Katzen, vor diesen hatte der Junge Angst, war jedoch gleichzeitig von ihnen fasziniert und angezogen. Hier wurde sein Kontakt- und Beziehungsverhalten noch einmal sehr deutlich. Er versuchte Kontakt zu den Katzen aufzunehmen, wollte sie dabei allerdings kontrollieren und manipulieren, sobald die Katzen eigene Reaktionen und Bedürfnisse zeigten, wich er wieder zurück und fühlte sich erregt und angespannt. Wichtig bei der Arbeit ist es hier, das Verhalten und das Erleben mit den Tieren zu reflektieren. (vgl. Frick Tanner; Tanner-Frick, 2016, S. 81 - 83)

Desorganisierte Bindungsmuster bei Kindern zeigen sich häufig durch widersprüchliches Verhalten. Diese Kinder versuchen oft ihre Mitmenschen zu dominieren und zu beherrschen, verhalten sich dabei feindselig und bestrafend oder tröstend und fürsorglich. Beziehungsangebote können zu Verwirrung und Benommenheit führen. (vgl. Frick Tanner; Tanner-Frick, 2016, S. 83) „Im Umgang mit den Tieren zeigen sie im therapeutischen Setting ähnliche Beziehungsmuster: Sie möchten die Tiere beherrschen und können eigene Lebensäußerungen des Gegenübers kaum ertragen. Auf kleinste Kränkungen reagieren sie mit Verlust ihrer Kontrolle und zeigen stressbedingt unvorhersehbare Verhaltensweisen. Als warnende Vorboten treten dabei öfters laute und inadäquate Äußerungen sowie stereotype Bewegungen mit Erstarrungen auf." (Frick Tanner; Tanner-Frick, 2016, S. 83/84) Die Kinder agieren ihre traumatischen Erlebnisse mit ihren Bezugspersonen im Umgang mit den Tieren aus. Hier steht natürlich an erster Stelle die Tiere zu schützen. (vgl. Frick Tanner; Tanner-Frick, 2016, S. 84) „Therapeutisch werden die drohenden Bindungsverluste der Kinder im Umgang mit den Tieren reflektiert und aufgenommen. Wir helfen ihnen, eine auf Einfühlung und Gegenseitigkeit beruhende Beziehung aufzubauen." (Frick Tanner; Tanner-Frick, 2016, S. 84)

In einem Fallbeispiel von Frick Tanner und Tanner-Frick geht es um ein Mädchen, die dieses desorganisierte Bindungsmuster zeigte. Sie reagierte schon bei kleinsten Kränkungen mit einem Abbruch des Kontaktes oder einem extremen Klammern. Das Mädchen zeigte sich im Kontakt mit Tieren distanzlos und fordernd und erlebte die Tiere als einen Teil ihrer Selbst. Es fiel dem Mädchen schwer zu akzeptieren, dass die Katze ein selbstständiges Lebewesen ist. In vielen therapeutischen Sitzungen wurde mit ihr Nähe- und Distanzverhalten im Kontakt mit der Katze geübt. Sie beobachteten, auch wiederholt mit Videoaufnahmen, die körperlichen Signale der Katze und versuchten auf diese einzugehen. Das Mädchen konnte so lernen, die Ausdrücke der Katze zu verstehen, die Bedürfnisse der Katze zu respektieren und auch ihre eigenen Handlungen zu reflektieren. Es gelang ihr immer mehr das Tier als Gegenüber wahrzunehmen und unterstützte sie auch in ihrem Verhalten gegenüber ihren Mitmenschen. Das Mädchen lernte, die Bedürfnisse ihrer Bezugsperson zu verstehen und zu beachten, sowie Nähe und Distanz besser einzuhalten. Da das Mädchen sehr begeistert von dem Pflegeverhalten der Katze war, wurde dies im therapeutischen Setting genutzt, um auf die Selbstfürsorge des Mädchens einzugehen und Möglichkeiten zu schaffen, wie sie diese umsetzen kann. Auch die ruhige und entspannte Art der Katze wurde zum Thema in der Therapie und so war es dem Mädchen möglich, ihre Impulse und Erregungen zu erkennen und sich beim Streicheln der Katze zu beruhigen. (vgl. Frick Tanner; Tanner-Frick, 2016, S. 84 - 86)

6.2 Wirkung von Tieren in der bindungsorientierten Psychotherapie

„Die Anwesenheit der Tiere in der Praxis verändert den Einstieg in die therapeutische Behandlung. Als Türöffner und << soziale Katalysatoren >> bereichern sie das therapeutische Geschehen: Die Tiere bieten den Klienten spontan Beziehungsmöglichkeiten, aber auch Körperkontakte an." (Frick Tanner; Tanner-Frick, 2016, S. 104) So kann ein Einstieg gefunden werden, auf der eine authentische und sicherheitsvermittelnde therapeutische Beziehung aufbauen kann. Tiere sind in der Lage beim Menschen viele verschiedene Gefühle und Emotionen auszulösen, dies hat den Vorteil, dass es das therapeutische Setting dadurch erweitert werden kann, indem der Kontakt mit dem Tier eine Erleichterung schafft, um einen Zugang zu den eigenen Themen zu finden. Das Selbstwertgefühl und die Selbstwirksamkeit der Kinder werden gestärkt, da sie lernen verlässlich und respektvoll auf Tiere einzugehen. Auch die Empathiefähigkeit wird gefördert, ebenso wie das Verständnis von Bedürfnissen anderer. In der tiergestützten Arbeit erfüllen Tiere förderliche und therapeutische Bedingungen allein durch ihre Anwesenheit. (vgl. Frick Tanner; Tanner-Frick, 2016, S. 104) „Ihre Äußerungen sind echt und kongruent und können entsprechend wahrgenommen werden. Die Tiere drücken sich körpersprachlich aus und zeigen ihre Gefühle direkt, offen und unvoreingenommen. Sie vermitteln durch ihre Anwesenheit Wertschätzung und Akzeptanz." (Frick Tanner; Tanner-Frick, 2016, S. 104) So fällt es Kindern und Jugendlichen leichter ihr Anliegen beispielsweise den Tieren zu schildern, da sie keine Wertung oder Verurteilung von ihnen erwarten müssen. Die Tiere hören zu und vermitteln das Gefühl von Vertrauen und Zuwendung. Da Tiere im Augenblick leben kann dies in der tiergestützten Arbeit dazu verhelfen die Interventionen auf das Hier und Jetzt zu übertragen. Das Tier kann zum Sein, zu verschiedenen Handlungen und Aktivitäten anregen die einen Bezug zur Gegenwart herstellen. (vgl. Frick Tanner; Tanner-Frick, 2016, S. 104) „Das Kontakt- und Beziehungsverhalten der Tiere erleben Menschen mit tiefgreifenden Bindungsängsten nicht als Wiederholung früherer Bindungserfahrungen. Damit werden in der Regel die geschehenen Bindungsverletzungen und Kränkungen nicht auf das Tier übertragen." (Frick Tanner; Tanner-Frick, 2016, S. 104) Die bisherigen Erlebnisse und Erfahrungen werden nicht von den Tieren reaktiviert, eine gelungene Beziehungs- und Kontaktaufnahme kann dazu dienen, die eigenen Beziehungsmöglichkeiten zu thematisieren. Zusätzlich vermitteln Tiere durch das Streicheln oder Halten ein Gefühl von Entspannung, Wohlbefinden und Ruhe. (vgl. Frick Tanner; Tanner-Frick, 2016, S. 105) „In der vielseitigen Beziehung zu den Tieren werden bindungsrelevante Themen gemeinsam erleb- und sichtbar." (Frick Tanner; Tanner-Frick, 2016, S. 107) Dies kann in der Arbeit integriert und aufgenommen werden, um somit an den bisherigen Erlebnissen anzuknüpfen und korrigierende Bindungserfahrungen zu erleben. (vgl. Frick Tanner; Tanner-Frick, 2016, S. 107) Bindungsrelevante Erfahrungen können in der tiergestützten Arbeit gemeinsam erlebt werden. Die lebensfrohe Art der Tiere kann ansteckend sein und so den Kindern und Jugendlichen verhelfen ihr Leben mit vermehrter Hoffnung zu sehen und ihre Ressourcen zu aktivieren. Sie regen die Kinder und Jugendlichen an, aktiver zu werden und bieten Gesprächsthemen. Durch körperliche Aktivitäten, die zusammen mit den Tieren durchgeführt werden, wird die Atmosphäre aufgelockert und sie helfen den Kindern und Jugendlichen auf die Gestaltung der Beziehung zu den Tieren mitzuwirken und gemeinsam mit ihnen Lebendigkeit zu erfahren. (vgl. Frick Tanner; Tanner-Frick, 2016, S. 109 - 110) Damit die Tiere diese positiven Einflüsse geben können, ist es wichtig einen respektvollen und liebevollen Umgang mit den Tieren vorzuleben, denn die Kinder und Jugendlichen sind in der Lage Rückschlüsse auf unsere Beziehungs- und Kommunikationsfähigkeit, durch das Beobachten und das Fühlen der Interaktionen mit den Tieren zu ziehen. (vgl. Frick Tanner; Tanner-Frick, 2016, S. 110) „Grundvoraussetzung ist eine sichere Bindung zwischen Therapeut und Therapiebegleittier, nur so kann das Therapiebegleittier sich auf den Klienten einlassen und positive Interaktionserlebnisse ermöglichen." (Beetz; Riedel; Wohlfarth, 2018, S. 363)

In einem Fallballspiel von Frick Tanner und Tanner-Frick geht es um ein junges Mädchen. Dieses beobachtete die Therapiekatze wie sie sich pflegte und in der Sonne lag. Dadurch wurde das Mädchen angeregt zu überlegen, welchen eigenen Bezug sie zu ihrem Körper hat, da sie mit Fragen der seelischen und körperlichen Veränderung konfrontiert war. Sie konnte in der Nähe der Katze ihre Beziehungsängste und Nöte ansprechen und thematisieren und die Anwesenheit der Katze ermöglichte es ihr ebenfalls auf eigene, existenzielle Entwicklungs- aufgaben einzugehen. Darüber konnte mir ihr erarbeitet werden, welche eigene Selbstpflege in ihrer jetzigen Situation für sie hilfreich wäre. Durch das deutlich Machen der Unterstützung seitens der eigenen Katze bei den Eltern, wurde es dem Mädchen erlaubt ihre Katze mit ins Bett zu nehmen, was ihr körperliche Nähe und Wärme gab. (vgl. Frick Tanner; Tanner-Frick, 2016, S. 109 - 110)

Ein weiteres Beispiel von Frick Tanner und Tanner- Frick ist von einem Jungen, der Ver- haltensstörungen zeigte, sozial ausgegrenzt war und sich bei den therapeutischen Sitzun- gen sprachlos abwendete. Er saß auf dem Boden, neben ihm eine Hündin. Er nahm schnell Kontakt zu ihr auf und streichelte sie, durch diese Berührungen und die Nähe, die er dadurch verspürte, war es ihm möglich, sich zu öffnen und über seine Situation und Ängste zu sprechen. (vgl. Frick Tanner; Tanner-Frick, 2016, S. 110 - 111) „Die Hündin verschaffte ihm Zugang zu seinen Emotionen. Er fühlte sich von ihr wertgeschätzt und bedingungslos angenommen. Die Hündin hörte ihm zu, ohne zu werten und ihn zu bewerten." (Frick Tan- ner; Tanner-Frick, 2016, S. 111) Nach einigen Sitzungen war es dem Jungen dann sogar möglich Blickkontakt zur Therapeutin aufzubauen und konnte sie sogar gelegentlich in das Gespräch mit einbeziehen. Der Junge konnte von schmerzhaften und traurigen Erlebnis- sen berichten und fühlte sich dabei von der Hündin geschützt und getröstet. Im weiteren Verlauf der Therapie unternahmen sie Spaziergänge mit der Hündin, bei denen es dem Jungen möglich war der Therapeutin seine Lebensgeschichte zu erzählen, die durch viele schmerzvolle Erfahrungen gekennzeichnet war. (vgl. Frick Tanner; Tanner-Frick, 2016, S. 111)

Wie in 2.6.6 schon einmal erwähnt können Hunde ähnlich positive Gefühle wie bei Bin- dungserfahrungen mit Menschen auslösen, indem die Tiere versorgt werden. Diese Ge- fühle werden beim Versorgen des Tieres ausgelöst. So können bindungsorientierte Inter- ventionen mit dem Hund vor allem die Fürsorge des Hundes beinhalten, wie z.B. das Strei- cheln, die körperliche Nähe und gemeinsame Aktivitäten. (vgl. Wohlfarth; Mutschler, 2020, S. 70 ff.)

7. Fazit

Die tiergestützte Intervention zeigt sich in Bezug zu dem Thema Bindung und Bindungsstörungen als hilfreich und unterstützend für die Therapie von Bindungsstörungen. Ebenso wie für den Aufbau der Beziehung zwischen pädagogischen Mitarbeiter und den Kindern und Jugendlichen, sowie vom Therapeuten zu den Kindern oder Jugendlichen.

Tiere, besonders der Hund, bringen viele Verhaltensweisen mit, die es möglich machen einen Zugang zu den Menschen zu finden. Denn der Hund kann ein Türöffner sein, um mit Klienten in Kontakt zu kommen. Es ist wichtig, dass sich Menschen angenommen und wertgeschätzt fühlen, nur so kann eine Basis geschaffen werden, mit der weiterhin gearbeitet werden kann und mit der eine Beziehung zum Klienten aufgebaut werden kann. Der Klient sollte zudem ruhig und entspannt sein, damit er sich öffnen kann und sich Neuem gegenüber auch offen zeigen kann. Auch hier kann der Hund für Entspannung und einen ruhigen Klienten sorgen, da durch den Kontakt das Hormon Oxytocin ausgeschüttet wird, welches dazu führt, dass Menschen weniger Angst und Stress empfinden. Dies ist eine weitere wichtige Voraussetzung, damit die tiergestützte Intervention mit dem Hund gut gelingen kann.

In der stationären Kinder- und Jugendhilfe kann sich das positiv auf die Beziehungsgestaltung zum pädagogischen Mitarbeiter auswirken, denn wie sich gezeigt hat, stellt die Beziehung einen wesentlichen und wichtigen Faktor für die Wirkung von Erziehungsmaßnahmen dar. Gerade in der stationären Kinder- und Jugendhilfe finden sich Kinder und Jugendliche wieder, die durch ihre teilweise traumatischen Erlebnisse nicht in der Lage waren sichere Bindungen zu entwickeln und Bindungsstörungen aufweisen, vor allem ein unsicheres Bindungsverhalten findet sich häufig in der stationären Kinder- und Jugendhilfe wieder. Mit Unterstützung von einem Hund kann es so beispielsweise gelingen in Kontakt mit dem Kind oder dem Jugendlichen zu treten. Wenn die Kinder und Jugendlichen zunächst unsicheres oder vermeidendes Bindungsverhalten zeigen, kann der Kontakt zu dem Hund dazu führen, dass das Kind oder der Jugendliche auch mit dem pädagogischen Mitarbeiter in Kontakt tritt, da er z.B. fragen möchte wann der Hund wieder da ist oder was er gerne frisst, womit er gerne spielt etc. Dies zeigte auch die Geschichte in der Einleitung, in der es der Lehrerin über den Hund ermöglichte in Kontakt mit dem Mädchen zu treten.

Aus dem Kontakt in der tiergestützten Intervention können sich dann gemeinsame Aktivitäten und auch das gemeinsame Versorgen des Hundes ergeben. Aus bindungstheoretischer Sicht kann dies schon eine positive Bindungserfahrung sein. Auch wenn sich zunächst die Beziehung des Kindes oder des Jugendlichen nur auf den Hund beschränkt, kann dieser bereits als Bindungsfigur für die Kinder und Jugendlichen dienen und eine ähnliche Beziehung wie die der zwischenmenschlichen Beziehung darstellen. Somit kann es durch die alleinige Anwesenheit des Hundes schon zu einer positiven Bindungserfahrung kommen. Die Interaktionen und das Versorgen des Hundes vertiefen diese positiven Gefühle weiter.

Hilfreich zeigte es sich bei der Beziehungsgestaltung auch, dass die Kinder und Jugendlichen sehen können, welche Bindung zwischen dem pädagogischen Mitarbeiter und dem Hund vorhanden ist. Wenn sie merken, dass der pädagogische Mitarbeiter sich liebevoll um den Hund kümmert und auf seine Bedürfnisse eingeht, fühlen sich die Kinder und Jugendlichen eher dazu geneigt, mit dem pädagogischen Mitarbeiter in Kontakt zu treten, als wenn dieser nicht positiv dem Hund gegenüber eingestellt ist und sie daher auch eher negative Reaktionen zu erwarten haben.

Bei der Therapie von Bindungsstörungen geht es vor allem darum, einen Aufbau von Vertrauen und eine Verbesserung von Bindung und Beziehung zu erwirken, die man vor allem durch korrigierende Bindungserfahrungen erreichen kann. Bei der tiergestützten Intervention mit dem Hund kann man viele solcher korrigierender Erfahrungen schaffen. Wenn der Hund mit den Kindern und Jugendlichen in Kontakt tritt, erfahren sie Nähe, und wie sich zeigte, auch Schutz und er spendete ihnen Trost. Diese Erfahrungen sind Teil des Bindungsverhaltenssystems und stellen somit einen positive Erfahrung in Bezug auf das Bindungsverhalten dar. Denn wenn man sich das Bindungsverhalten zu Beginn eines Säuglings anschaut und dieser nach der Bezugsperson schreit und weint, möchte dieser damit auch für Nähe und Schutz für sich sorgen. Auch kann so eine gute Vertrauensbasis geschaffen werden und die Kinder und Jugendlichen können durch den Schutz und den Trost, den sie durch die Hunde erfahren, eher über ihre Probleme und Ängste sprechen, an denen in der tiergestützten Intervention mit dem Hund weiterhin gearbeitet werden kann.

Karl- Heinz Brisch erwähnt im Gegensatz zu den nach ICD-10 genannten Bindungsstörungen noch weitere. Schaut man sich diese an, kann eine Bindungsstörung verschiedene Facetten zeigen, die die Bewältigung des Lebens immens erschweren können. Durch die tiergestützte Intervention mit dem Hund kann man positiv darauf einwirken, denn diese fördert auch das Selbstwertgefühl und die Selbstwirksamkeit. Durch die Förderung dieser, fällt es den Kindern und Jugendlichen leichter, ihr Leben zu bewältigen und sind sicherer in ihren Handlungen.

Auch die Empathiefähigkeit wird durch die tiergestützte Intervention gefördert, was dazu führen kann, dass die Kinder und Jugendlichen eher in der Lage sind sich in andere Menschen hineinzuversetzen und deren Bedürfnisse zu verstehen lernen. Dies ist auch wichtig für den Aufbau von Beziehungen und wirkt sich somit auch wieder positiv auf das Bindungsverhalten aus. Denn nur wenn ein Gegenüber merkt, dass seine Bedürfnisse respektiert werden, zeigt sich dieser weiter gewillt eine Beziehung einzugehen.

Es gilt aber auch bei der tiergestützten Intervention zu beachten welche Bindungsstörungen die Kinder und Jugendlichen aufweisen, damit die Intervention zielgerichtet und passend dazu gestaltet werden kann. Bei Kindern und Jugendlichen, die beispielsweise ein übersteigertes oder aggressives Bindungsverhalten in Folge einer Bindungsstörung zeigen, kann es zunächst von Vorteil sein keinen direkten Kontakt zum Hund herzustellen, damit der Hund nicht Gefahr läuft verletzt oder übertrieben geknuddelt zu werden. Dies verdeutlichen auch die Fallballspiele in dem sechsten Punkt.

Insgesamt gibt es durch die verschiedenen Bindungsstörungen viele verschiedene Bindungsverhaltensweisen, auf die mit der tiergestützten Intervention mit dem Hund positiv eingewirkt werden kann. Ein weiterer Faktor, der in der tiergestützten Intervention erreicht werden kann, ist wie sich gezeigt hat, dass das Selbstvertrauen durch die gemeinsamen Aktivitäten mit einem Hund gefördert und verbessert werden. Auch dies kann sich positiv auf das Bindungsverhalten auswirken. So kann das Kind oder der Jugendliche vielleicht eher den Mut aufbringen mit anderen Menschen in Kontakt zu treten. Des Weiteren kann eine Verbesserung der Impulskontrolle in der tiergestützten Intervention erreicht werden, denn der Hund kann für eine ruhige und entspannte Atmosphäre sorgen, die sich auf die Kinder und Jugendlichen auswirken kann.

Die Behandlung der Bindungsstörungen bleiben einem Psychotherapeuten vorbehalten, dennoch kann man in der stationären Kinder- und Jugendhilfe positiv auf das Bindungsverhalten im Zuge einer Bindungsstörung einwirken. Da die Ziele der Therapie von Bindungsstörungen vor allem korrigierende Bindungserfahrungen zu schaffen sind, kann man diese Erfahrungen durchaus in der stationären Kinder- und Jugendhilfe in der tiergestützten Intervention mit dem Hund ermöglichen. Die Ziele der Therapie von Bindungsstörungen beinhalten auch noch andere Punkte, auf die sich die tiergestützte Intervention ebenfalls positiv auswirken kann. Denn ein anderes Ziel ist unter anderem das Selbstwerterleben zu fördern, was, wie sich zeigte auch eine Wirkung der tiergestützten Intervention mit dem Hund sein kann, sowie der Verbesserung von sozialen Interaktionen.

So kann die Autorin abschließend sagen, dass die tiergestützte Intervention mit dem Hund sich positiv auf das Bindungsverhalten im Zuge einer Bindungsstörung in der stationären Kinder- und Jugendhilfe auswirken kann. Es zeigte sich, dass der Hund im Rahmen der tiergestützten Intervention viele hilfreiche Wirkungen mitbringt, aufgrund derer eine Beziehung aufgebaut werden kann, sowohl zum Hund als auch zum pädagogischen Mitarbeiter, daraus kann auch das Vertrauen aufgebaut werden, die Kinder und Jugendlichen erfahren in den gemeinsamen Aktivitäten mit dem Hund Selbstwirksamkeit, sie verbessert ebenso die soziale Interaktion und auch auf die Impulskontrolle hat die tiergestützte Intervention positive Auswirkungen. Diese genannten Punkt sind alle Ziele in der Therapie von Bindungsstörungen und können auch in der tiergestützten Intervention mit dem Hund in der stationären Kinder- und Jugendhilfe gefördert werden, was sich letztendlich positiv und unterstützend auf die Therapie von Bindungsstörungen auswirken kann.

8. Literaturverzeichnis

Ahnert, Lieselotte (2008): Frühe Bindung. Entstehung und Entwicklung. 2. Auflage. München: Ernst Reinhardt Verlag

Beetz, Andrea; Riedel, Meike; Wohlfarth, Rainer (2018): Tiergestütze Interventionen. Handbuch für die Aus- und Weiterbildung; mit 11 Abbildungen und 7 Tabellen. München: Reinhardt Verlag

Brisch, Karl-Heinz (2020): Bindungsstörungen. Von der Bindungstheorie zur Therapie. 17. Auflage. Stuttgart: Klett-Cotta Verlag

Bundesministerium der Justiz und für Verbraucherschutz, Bürgerliches Gesetzbuch. Abgerufen unter: https://www.gesetze-im-internet.de/bgb/_833.html, Stand 05.04.21, 15:29 Uhr.

Bundesministerium der Justiz und für Verbraucherschutz, Gesetz über die Durchführung von Maßnahmen des Arbeitsschutzes zur Verbesserung der Sicherheit und des Gesundheitsschutzes der Beschäftigten bei der Arbeit, Arbeitsschutzgesetz. Abgerufen unter: https://www.gesetze-im-internet.de/arbschg/__1.html, Stand 11.11.20 12:08 Uhr

Bundesministerium der Justiz und für Verbraucherschutz, Gesetz zur Verhütung und Bekämpfung von Infektionskrankheiten beim Menschen Infektionsschutzgesetz. Abgerufen unter: https://www.gesetze-im-internet.de/ifsg/__1.html, Stand 11.11.20, 12.26 Uhr

Bundesministerium der Justiz und für Verbraucherschutz, Verordnung über Sicherheit und Gesundheitsschutz bei Tätigkeiten mit Biologischen Arbeitsstoffen, Biostoffverordnung. Abgerufen unter: https://www.gesetze-im-internet.de/biostoffv_2013/BJNR251410013.html#BJNR251410013BJNG000100000, Stand 11.11.20, 12:59 Uhr

Bundesministerium der Justiz und für Verbraucherschutz, Straßenverkehrs-Zulassungs-Ordnung. Abgerufen unter: https://www.gesetze-im-internet.de/stvo_2013/__28.html, Stand 11.11.20, 11:57 Uhr

Bundesministerium der Justiz und für Verbraucherschutz, Verordnung zum Schutz vor Gefahrstoffen, Gefahrstoffverordnung. Abgerufen unter: https://www.gesetze-im-internet.de/gefstoffv_2010/BJNR164400010.html#BJNR164400010BJNG000100000, Stand 11.11.20, 13.12 Uhr

Bundesministerium der Justiz und für Verbraucherschutz, Tierschutzgesetz. Abgerufen unter: https://www.gesetze-im-internet.de/tierschg/__1.html. Stand 11.11.20, 10:59 Uhr

Bundesverband Tiergestützte Intervention (2020): Tiergestützte Interventionen. Abgerufen unter https://www.tiergestuetzte.org/tiergestuetzte-interventionen. Stand: 07.11.2020,19.50 Uhr

Frick Tanner, Elisabeth, Tanner-Frick, Robert (2016): Praxis der tiergestützten Psychotherapie, 1. Auflage, Bern: Hogrefe Verlag

Günder, Richard; Nowacki, Katja (2020): Praxis und Methoden der Heimerziehung. Entwicklungen, Veränderungen und Perspektiven der stationären Erziehungshilfe. 6. Überarbeitete und ergänzte Auflage. Freiburg im Breisgau: Lambertus Verlag

Julius, Henri; Beetz, Andrea; Kotrschal, Kurt; Turner, Dennis C.; Uvnäs-Moberg, Kerstin (2014): Bindung zu Tieren. Psychologische und neurobiologische Grundlagen tiergestützter Interventionen. Göttingen: Hogrefe Verlag

Jungmann, Tanja; Reichenbach, Christina (2009): Bindungstheorie und pädagogisches Handeln. Ein Praxisleitfaden. Dortmund: Löer Druck GmbH

Jordan, Erwin; Maykus, Stephan; Stuckstätte, Eva Christina (2015): Kinder- und Jugendhilfe. Einführung in Geschichte und Handlungsfelder, Organisationsformen und gesellschaftliche Problemlagen. 4. überarbeitete Auflage. Weinheim: Beltz Juventa Verlag

Ladner, Diana; Brandenberger, Georgina (2020): Tiergestützte Psychotherapie mit Kindern und Jugendlichen. Hund und Pferd therapeutisch einbeziehen. 2. überarbeitete Auflage. Mit 18 Abbildungen. München: Ernst Reinhardt Verlag

Lengning, Anke; Lüpschen, Nadine (2012): Bindung. München: Ernst Reinhardt Verlag

Macsenaere, Michael; Esser, Klaus (2015): Was wirkt in der Erziehungshilfe? Wirkfaktoren in Heimerziehung und anderen Hilfearten. 2. Aktualisierte Auflage. Mit 25 Abbildungen. München: Ernst Reinhardt Verlag

Otterstedt, Carola (2001): Tiere als therapeutische Begleiter. Gesundheit und Lebensfreude durch Tiere – eine praktische Anleitung. Stuttgart: Kosmos Verlag

Otterstedt, Carola (2003): Menschen brauchen Tiere. Grundlagen und Praxis der tiergestützten Pädagogik und Therapie. Stuttgart, Kosmos Verlag

Otterstedt, Carola (2007): Mensch und Tier im Dialog. Kommunikation und artgerechter Umgang mit Haus- und Nutztieren. Methoden der tiergestützten Arbeit und Therapie. Stuttgart: Kosmos Verlag

Otterstedt, Carola (2019): Tiergestützte Intervention. Methoden und tiergerechter Einsatz in Therapie, Pädagogik und Förderung. 88 Fragen & Antworten; mit 59 Abbildungen. 1. Nachdruck, Stuttgart: Schattauer Verlag

Saumweber, Kristina (2009): Tiergestützte Pädagogik in der stationären Jugendhilfe. Die Wirkung tiergestützter Intervention bei verhaltensgestörten Jugendlichen in stationären Jugendhilfemaßnahmen. Norderstedt: Books on Demand Verlag

Schleiffer, Roland (2014): Der heimliche Wunsch nach Nähe. Bindungstheorie und Heimerziehung. 5. durchgesehene Auflage. Weinheim: Beltz Juventa Verlag

Schleiffer, Roland (2015): Fremdplatzierung und Bindungstheorie. Weinheim: Beltz Juventa Verlag

SGB VIII (2015): Kinder und Jugendhilfe. Herausgegeben von Roland Wiesner. 5. überarbeitete Auflage. München: Verlag C.H. Beck oHG

Slangen, Mila (2018): Bindungsstörungen und unsichere Bindungsmuster. Chancen und Grenzen der stationären Jugendhilfe. Hamburg, Diplomica Verlag.

Vernooij, Monika A.; Schneider, Silke (2018): Handbuch der Tiergestützten Intervention. Grundlagen –Konzepte –Praxisfelder. 4. korrigierte und aktualisierte Auflage. Wiebelsheim, Hunsrück: Quelle & Meyer Verlag

Weltgesundheitsorganisation; Übersetzt und herausgegeben von: H. Dilling; W. Mombour; M.H. Schmidt unter Mitarbeit von E. Schulte-Markwort (2008): Internationale Klassifikation psychischer Störungen. ICD-10 Kapitel V (F). Klinisch-diagnostische Leitlinien. 6. vollständig überarbeitete Auflage. Bern, Verlag Hans Huber: Hogrefe AG

Wesenberg, Sandra (2020): Tiere in der sozialen Arbeit. Mensch-Tier-Beziehungen und tiergestützte Interventionen. Herausgegeben von Rudolf Bieker. 1. Auflage, Stuttgart: Kohlhammer Verlag

Wirth, Robert (2015): Bindungstheorie in der stationären Kinder- und Jugendhilfe. Norderstedt: Grin Verlag

Wohlfarth, Rainer; Olbrich, Erhard, (2014): Qualitätsentwicklung und Qualitätssicherung in der Praxis tiergestützter Interventionen. Ein Leitfaden. ESAAT und ISAAT, Wien/Zürich

Wohlfarth, Rainer; Mutschler, Bettina **(2020):** Praxis der hundegestützten Therapie. Grundlagen und Anwendung. 3. durchgesehene Auflage. München: Reinhardt Verlag